社区护理

（供护理专业用）

U0297489

主　编　张晓霞

副主编　连剑娟　王艳丽　黄金凤

编　者　（以姓氏笔画为序）

刁文华（山东中医药高等专科学校）

王　玮（江苏医药职业学院）

王艳丽（泰山护理职业学院）

王锐瑞（漯河医学高等专科学校）

连剑娟（福建卫生职业技术学院）

张欢欢（山东中医药高等专科学校）

张晓霞（山东中医药高等专科学校）

黄金凤（长春医学高等专科学校）

焦娜娜（遵义医药高等专科学校）

谭　庆（重庆三峡医药高等专科学校）

中国健康传媒集团

中国医药科技出版社

内容提要

本教材是"全国高职高专院校护理类专业核心教材"之一。社区护理是社区卫生服务的重要组成部分，是护理学与公共卫生学相结合的新型综合应用型学科，也是护理学专业必修课程。全书共 11 章，介绍了社区护理的基本理念、基本知识、实施技能等，内容涵盖了社区健康教育与健康促进、社区健康护理、社区家庭护理、社区不同人群保健护理、社区慢性病的护理与管理、流行病学与社区传染病的预防与管理、社区康复护理、社区灾害的急救管理与护理等方面。通过课程的学习，培养学生在社区和居家场所提供护理服务、独立分析和解决问题的能力，着力培养从事健康维护、健康促进工作的实用型护理人才。本书为书网融合教材，配套有教学课件、微课以及题库等数字资源，即纸质教材有机融合数字化教材，使教学资源更多样化、立体化。本教材适合高职护理专业使用。

图书在版编目（CIP）数据

社区护理/张晓霞主编 . —北京：中国医药科技出版社，2021.12

全国高职高专院校护理类专业核心教材

ISBN 978 – 7 – 5214 – 2928 – 2

Ⅰ. ①社… Ⅱ. ①张… Ⅲ. ①社区 – 护理学 – 高等职业教育 – 教材 Ⅳ. ①R473.2

中国版本图书馆 CIP 数据核字（2021）第 260376 号

美术编辑　陈君杞
版式设计　友全图文

出版　**中国健康传媒集团**│中国医药科技出版社

地址　北京市海淀区文慧园北路甲 22 号

邮编　100082

电话　发行：010 – 62227427　邮购：010 – 62236938

网址　www.cmstp.com

规格　889mm×1194mm $^1/_{16}$

印张　10 $^1/_2$

字数　292 千字

版次　2021 年 12 月第 1 版

印次　2022 年 10 月第 2 次印刷

印刷　三河市万龙印装有限公司

经销　全国各地新华书店

书号　ISBN 978 – 7 – 5214 – 2928 – 2

定价　**35.00 元**

获取新书信息、投稿、为图书纠错，请扫码联系我们。

为了贯彻党的十九大精神，落实国务院《国家职业教育改革实施方案》文件精神，将"落实立德树人根本任务，发展素质教育"的战略部署要求贯穿教材编写全过程，充分体现教材育人功能，深入推动教学教材改革，中国医药科技出版社在院校调研的基础上，于2020年启动"全国高职高专院校护理类、药学类专业核心教材"的编写工作。在教育部、国家药品监督管理局的领导和指导下，在本套教材建设指导委员会和评审委员会等专家的指导和顶层设计下，根据教育部《职业教育专业目录（2021年）》要求，中国医药科技出版社组织全国高职高专院校及其附属机构历时1年精心编撰，现该套教材即将付梓出版。

本套教材包括护理类专业教材共计32门，主要供全国高职高专院校护理、助产专业教学使用；药学类专业教材33门，主要供药学类、中药学类、药品与医疗器械类专业师生教学使用。其中，为适应教学改革需要，部分教材建设为活页式教材。本套教材定位清晰、特色鲜明，主要体现在以下几个方面。

1.体现职业核心能力培养，落实立德树人

教材应将价值塑造、知识传授和能力培养三者融为一体，融入思想道德教育、文化知识教育、社会实践教育，落实思想政治工作贯穿教育教学全过程。通过优化模块，精选内容，着力培养学生职业核心能力，同时融入企业忠诚度、责任心、执行力、积极适应、主动学习、创新能力、沟通交流、团队合作能力等方面的理念，培养具有职业核心能力的高素质技能型人才。

2.体现高职教育核心特点，明确教材定位

坚持"以就业为导向，以全面素质为基础，以能力为本位"的现代职业教育教学改革方向，体现高职教育的核心特点，根据《高等职业学校专业教学标准》要求，培养满足岗位需求、教学需求和社会需求的高素质技术技能型人才，同时做到有序衔接中职、高职、高职本科，对接产业体系，服务产业基础高级化、产业链现代化。

3.体现核心课程核心内容，突出必需够用

教材编写应能促进职业教育教学的科学化、标准化、规范化，以满足经济社会发展、产业升级对职业人才培养的需求，做到科学规划教材标准体系、准确定位教材核心内容，精炼基础理论知识，内容适度；突出技术应用能力，体现岗位需求；紧密结合各类职业资格认证要求。

4. 体现数字资源核心价值，丰富教学资源

提倡校企"双元"合作开发教材，积极吸纳企业、行业人员加入编写团队，引入一些岗位微课或者视频，实现岗位情景再现；提升知识性内容数字资源的含金量，激发学生学习兴趣。免费配套的"医药大学堂"数字平台，可展现数字教材、教学课件、视频、动画及习题库等丰富多样、立体化的教学资源，帮助老师提升教学手段，促进师生互动，满足教学管理需要，为提高教育教学水平和质量提供支撑。

编写出版本套高质量教材，得到了全国知名专家的精心指导和各有关院校领导与编者的大力支持，在此一并表示衷心感谢。出版发行本套教材，希望得到广大师生的欢迎，对促进我国高等职业教育护理类和药学类相关专业教学改革和人才培养做出积极贡献。希望广大师生在教学中积极使用本套教材并提出宝贵意见，以便修订完善，共同打造精品教材。

姚腊初　益阳医学高等专科学校
贾　强　山东药品食品职业学院
高璀乡　江苏医药职业学院
葛淑兰　山东医学高等专科学校
韩忠培　浙江药科职业大学
覃晓龙　遵义医药高等专科学校

委　　　　员（以姓氏笔画为序）

王庭之　江苏医药职业学院
兰作平　重庆医药高等专科学校
司　毅　山东医学高等专科学校
朱扶蓉　福建卫生职业技术学院
刘　亮　遵义医药高等专科学校
刘林凤　山西药科职业学院
李　明　济南护理职业学院
李　媛　江苏食品药品职业技术学院
孙　萍　重庆三峡医药高等专科学校
何　雄　浙江药科职业大学
何文胜　福建生物工程职业技术学院
沈　伟　山东中医药高等专科学校
沈必成　楚雄医药高等专科学校
张　虹　长春医学高等专科学校
张奎升　山东药品食品职业学院
张钱友　长沙卫生职业学院
张雷红　广东食品药品职业学院
陈　亚　邢台医学高等专科学校
陈　刚　赣南卫生健康职业学院
罗　翀　湖南食品药品职业学院
郝晶晶　北京卫生职业学院
胡莉娟　杨凌职业技术学院
徐贤淑　辽宁医药职业学院
高立霞　山东医药技师学院
康　伟　天津生物工程职业技术学院
傅学红　益阳医学高等专科学校

数字化教材编委会

主　编　张晓霞
副主编　连剑娟　王艳丽　黄金凤
编　者　（以姓氏笔画为序）
　　　　刁文华（山东中医药高等专科学校）
　　　　王　玮（江苏医药职业学院）
　　　　王艳丽（泰山护理职业学院）
　　　　王锐瑞（漯河医学高等专科学校）
　　　　连剑娟（福建卫生职业技术学院）
　　　　张欢欢（山东中医药高等专科学校）
　　　　张晓霞（山东中医药高等专科学校）
　　　　黄金凤（长春医学高等专科学校）
　　　　焦娜娜（遵义医药高等专科学校）
　　　　谭　庆（重庆三峡医药高等专科学校）

前　言

社区护理是 21 世纪护理发展的重要方向之一。本次社区护理教材编写，坚持"以就业为导向，以全面素质为基础，以能力为本位"的现代职业教育教学改革方向，体现高职教育特点。同时，根据《高等职业学校专业教学标准》要求，紧密结合《职业教育专业目录（2021 年)》人才培养一体化要求，以人才培养目标为依据，以岗位需求为导向，以职业能力培养为根本，以培养满足岗位需求、教学需求和社会需求的高素质技能型人才。

全书共 11 章，阐述了社区、社区卫生服务和社区护理的基础理论，介绍了社区健康教育与健康促进、社区健康护理、社区家庭护理、社区儿童保健护理、社区妇女保健护理、社区老年人保健护理、社区慢性病的护理与管理、流行病学与社区传染病的预防与管理、社区康复护理、社区灾害的应急管理与护理。

在结构上，章前设定"学习目标"，帮助读者从知识目标、技能目标和素质目标三个方面了解教与学的重点内容；设置"导学情境"，以培养学生临床思维，提高其认识问题、解决问题的能力；文中插入"看一看""练一练""想一想""护爱生命"等模块，以拓宽读者的知识面，提升教材的全面性及思想道德教育。此外，每章末设有"重点回顾"和"目标检测"，帮助读者梳理和总结整章内容，复习和巩固已学知识。

本书配套的数字化教学资源，通过中国医药科技出版社教材配套的"医药大学堂"平台，展现数字教材、教学课件、图片、视频、练习题等丰富多样化、立体化教学资源，增强教材的生动性和多样性，激发学生学习兴趣，促进师生互动，为提高教育教学水平和质量提供支撑。本教材将价值塑造、知识传授和能力培养三者融为一体，在教材中融入思想道德教育、文化知识教育、社会实践教育，落实思想政治工作、思想价值引领贯穿教育教学全过程中，培养我国医疗卫生事业需要的有温度、有情怀的德智体美劳全面发展的社会主义建设者和接班人。

本教材的编写任务分工：第一章社区护理概论，张晓霞；第二章社区健康教育与健康促进，刁文华；第三章社区健康护理，连剑娟；第四章社区家庭护理，谭庆；第五章社区儿童保健护理，王艳丽；第六章社区妇女保健护理，连剑娟；第七章社区老年人保健护理，焦娜娜；第八章社区慢性病的护理与管理，王锐瑞；第九章流行病学与社区传染病的预防与管理，张欢欢；第十章社区康复护理，黄金凤；第十一章社区灾害的应急管理与护理，王玮。编者中既有社区护理教育专家，也有社区护理临床专家，她们为本书的编写付出了大量的心血和努力，在此一并表示感谢！

为了保证教材质量，编者们进行了反复修改，但由于水平所限，书中难免存在疏漏与不足之处，恳请读者批评指正。

编　者
2021 年 10 月

目 录

第一章　社区护理概论

学习目标

知识目标：

1. **掌握**　社区卫生服务和社区护理的概念、特点及内容。
2. **熟悉**　社区护士在社区护理中的角色和应具备的能力。
3. **了解**　社区构成的基本要素和功能。

技能目标：

能运用本章所学知识，解释开展社区护理的必要性。

素质目标：

具有良好的沟通能力及为基层医疗卫生服务的意识。

📖 导学情景

情景描述：社区护士小李对正常分娩后第 5 天的产妇进行家庭访视，发现产妇体温 36.7℃，脉搏 90 次/分，血压 118/80mmHg，血性恶露，量正常，无特殊异味。产妇饮食、睡眠良好，精神状态较好，婴儿正常吸吮，奶量充足。

情景分析：正常产褥期妇女的护理内容也是社区护士访视的工作之一。

讨论：说出社区护士的任职条件。

学前导语：①具有国家护士职业资格证；②经注册通过地（市）以上卫生行政部门规定的社区护士岗位培训；③独立从事家庭访视或居家护理工作的护士，应具有在医疗机构从事临床护理工作 5 年以上的工作经历。

随着医疗体系的改革和社区卫生服务的发展，社区卫生服务已在全国各地不同程度地蓬勃开展起来，作为社区卫生服务的重要组成部分，社区护理在全民健康管理中的角色越来越突显，为社区人民群众提供方便、及时、经济、综合的卫生保健护理服务。社区护理的开设不仅将护理场所由医疗机构延伸至社区，将护理对象由患者扩展至健康人群，还将护理工作内涵从医疗性护理拓宽至预防保健性护理。社区护理人员要正确理解社区在健康管理中的作用，掌握公共卫生及社区卫生服务的基本知识，明确社区护理在公共卫生和基本医疗卫生服务中的作用以及作为社区护士应具备的核心能力。

第一节　社　区

PPT

中国社区标识

一、社区概述

（一）社区的概念

社区是由许多家庭、机关和团体组成，是构成社会的基本单位，是与人们的生活和健康息息相关的场所，也是社区护士进行社区护理工作的场所。我国著名社会学家费孝通先生将社区定义为：社区是由若干社会群体（家庭、氏族）或社会组织（机关、团体）聚集在某一地域里所形成的一个生活上相互关联的大集体。世界卫生组织（WHO）认为：社区是由共同地域、共同价值或利益体系所决定的社会群体。其成员之间相互认识、相互沟通及影响，在一定的社会结构及范围内产生和表现其社会规范、社会利益、价值观念及社会体系，并完成其功能。一个有代表性的社区人口在 10 万～30 万之间，面积在 5000～50000 平方公里之间。我国所称的社区在城市一般指街道、居委会；在农村一般指乡镇或自然村。

（二）社区的构成要素 🔲 微课

社区卫生服务
机构标识

1. 人口要素 社区的主体是人口，它是构成社区的第一要素，能反映整个社区内部人口关系和社区整体面貌，主要包括人口的数量、构成和分布。1994 年 WHO 指出一个有代表性的社区，人口数在 10 万～30 万，人口过多或过少都不利于社区的正常分工和协作。人口的构成反映社区内不同人口的特点及素质，包括年龄、性别、职业、宗教信仰、文化程度和健康状况等；人口的分布是指社区内部人口集散状态，反映了内部的人口关系和这个社区的整体面貌。

2. 地域要素 社区是地域性社会。地域要素是社区存在和发展的前提，是决定社区变迁的重要条件。社区范围大小不定，可按行政区域来划分界限或按其地理范围来划分；面积大小无一致标准。在我国，城市社区一般按街道办事处管辖范围划分，以街道和居委会为基本单位；农村社区一般以乡、镇和村划分。

3. 生活服务设施 社区生活的需要是多方面的，生活服务设施是社区人群生存的基本条件，包括学校、医疗机构、商业网点、娱乐场所、交通、通讯等。这些生活服务设施可以满足社区居民的物质需要和精神需要。社区设施合理的分布结构，能提高社区的生产效益，方便居民生活，美化社区环境，促进居民健康。

4. 同质要素 各具特色的社区文化，是社区居民在长期的共同生活中积淀而成的，是许多社区相对独立、相互区别的一个主要标志。社区文化是社区认同感、归属感和社区凝聚力、影响力的重要基础。但是，随着社会的发展和对居住环境追求的变化，这种同质性逐渐减弱。

5. 管理要素 管理机构和制度是维持社会秩序的基本保障。每个社区都有相对独立的组织机构，负责管理社区的公共事务，调解人际关系和民间纠纷，维护社区的共同利益，保证社区生活的正常进行。我国社区的基层管理机构为居委会和派出所，两者联合管理户籍、治安、计划生育、环境卫生、生活福利等，以规范社区人群的行为，协调人际关系，帮助解决问题。

上述社区的五个基本要素中，一定数量的人口和相对固定的地域是构成社区的最基本要素，是社区存在的基础；在此基础之上，满足居民生活需要的服务设施、特有的社区文化、一定的管理机构是社区人群相互联系的纽带，是形成一个生活集体的基础，是社区发展的保障。

👁️ **看一看**

社区卫生服务机构的设置，以社区卫生服务中心为主体，一般以街道办事处所辖范围设置，服务人口 3 万～5 万人。对社区卫生服务中心难以覆盖的区域，以社区卫生服务站作补充。社区卫生服务机构应充分利用社区资源，避免重复建设，择优鼓励现有基层医疗机构经过结构和功能双重改造成为社区卫生服务机构。社区卫生服务中心的命名原则是：区名＋所在街道名＋识别名（可选）＋社区卫生服务中心；社区卫生服务站的命名原则是：所在街道名＋所在居民小区名＋社区卫生服务站。

（三）社区的分类

1. 按地理位置划分 很多社区是按地理界限划分的。一个城市、小镇、村均可成为一个社区。每个社区中有各种单位和服务机构，如政府及有关机构、家庭、医院、学校、超市、工厂等，形成了复杂的网络。

2. 按共同问题划分 在实施社区健康措施时，某一健康问题影响了一组人群，这组人群形成了一个社区，这些社区面积大小、人口多少各异。如目前的老旧小区，居住的大多是老年人，其高血压、糖尿病等慢性疾病发病率较高。

3. 按人群兴趣或目标划分 有的社区是由有共同目标或兴趣的人组成的，这些社区的人原来分散居住，但由于职业的联系或共同的兴趣而逐渐移居一处成为社区，如以某个企业或大学为中心，因共同职业需要，员工家属迁移过来形成一个社区，共同分享其功能或利益。

除了上述分类方法，我国的社区还可分为三个基本类型，即城市社区（常以街道和居民委员会为基本单位）、农村社区（通常以乡镇和村为基本单位）、城镇社区（通常指城乡结合部的小城镇）。也可将社区分为生活社区（即居民居住区域）和功能社区（即社会团体、工矿企事业单位等所在区域）。

（四）社区的功能

社区具有满足居民需要和管理的功能，主要包括以下五个方面。

1. 社会化功能 人们的生活习惯是不断在社会化过程中逐渐形成的。社区不仅将具有不同文化背景、生活方式的居民连接在一起，还通过不断的社会化过程，相互影响，逐步形成社区的风土人情、人生观和价值观。

2. 生产、分配及消费功能 是社区满足居民生活、需要的基本功能。社区如同一个小社会，应具备一定的生产活动、调配资源和利用资源的功能。但是随着社会的发展，交通和通讯设备的便利，人们的生活圈子在不断扩大，对生产、消费及分配的需求已经超出了本社区的范围。

3. 社会参与功能 社区中应有各种组织及一定的公共场所，通过举办多种活动，使居民能相互往来，既产生了相应的归属感，又增强了社区居民的凝聚力。

4. 社会控制功能 保证社区居民的利益，行使一定社区功能，社区需制定各种行为规范及条例制度，建立安全保障系统，规范人们的道德行为，控制及制止不道德和违法活动，更好地保护社区居民。

5. 相互支持及福利功能 是指社区中邻里互助，根据社区居民的需要与民政、医疗等机构联系，在社区中建立福利机构，在居民遇到疾病或其他困难时，能够提供帮助，以满足他们的医疗、基本生活以及相互支援和照顾的需求。

❤ **护爱生命**

社区是疫情防控的最前线，社区稳，人心安。智慧社区助推科学防疫，用智慧护爱生命。智慧社区是指通过利用各种智能技术和方式，整合社区现有的各类服务资源，为社区群众提供政务、商务、娱乐、教育、医护及生活互助等多种便捷服务的模式，也是一种新社区管理模式。防疫期间，全国社区开展各种新管理方式，推出了人口数据统计、健康码发放、物资领取、患者痕迹等功能，从线上团购到智能门禁，从"健康码"到疫情快讯精准推送，社区智慧管理为疫情防控加上了效率和质量的"双保险"，为阻断疫情传播，保护居民生命安全做出了贡献。

二、健康社区

（一）健康社区的概念

健康社区是指通过健康促进，使个人、家庭具备良好的生活方式和生活行为，在社区创建良好的自然环境、物理环境、社会心理环境，达到创建具有健康人群、健康环境的健康社区。主要包括健康政策、健康环境、健康人群、健康的管理体系。要促进社区健康，应以社区为范围，家庭为单位，居民为对象，提高社区居民的健康素养，激励全社区居民积极参与预防疾病和促进健康的活动，建立健康信念、培养健康意识，营造健康的社区环境。

（二）健康社区的发展

早在 20 世纪 60 年代末，美国提出"健康社区"概念。美国政府要求：政府、组织、企业与健康部门进行沟通，相互了解，解决地方问题和群众需求，以提高社会的生活质量和健康水平。20 世纪 80 年代，WHO 启动"健康城市计划"，倡导"健康城市""健康社区"全球性战略行动。WHO 指出："健康城市是不断开发、发展自然环境和社会环境，不断扩大社区资源的城市，使人们在享受生活和充分发挥潜能方面能够互相支持"。健康社区是一种相对的、动态的宏观健康概念，是在社区建设中，要把健康问题建立在社区文化和社区组织的结构上，由社区中的个人与团体共同努力达到的舒适、安全及平衡状态。健康社区旨在通过社区建设的认识，让人们知道城市已从工业城市发展到绿色城市、生态城市及健康城市，发展中的城市不仅是经济增长实体，更是改善人类健康的家园。健康社区概念的建立，可以增强人们的健康意识，创建健康环境，引导健康消费，建立健康家庭，从而改善居民的生存环境和生命质量，推动社会进步和经济发展。

第二节　社区卫生服务

PPT

随着医学模式的转变，社区卫生服务保健模式已可为居民提供基层医疗保健服务，强调以家庭为单位和以社区健康需求为导向，将个体预防与群体预防融为一体，实现了防治结合的保健服务模式。

一、社区卫生服务的概念和内容

（一）社区卫生服务的概念

社区卫生服务（community health services）是社区定向的卫生服务，是社区发展和建设的重要组成部分。社区卫生服务是在政府领导、社会参与、上级卫生机构指导下，以基层卫生机构为主体，全科医师为骨干，合理使用卫生资源和适宜技术开展服务。社区卫生服务是以人的健康为中心，家庭为单位，社区为范围，需求为导向，妇女、儿童、老年人、慢性病患者、残疾人为重点，来解决社区主要卫生问题，满足基本医疗卫生服务需求，开展融预防、保健、医疗、康复、健康教育和计划生育等为一体的，有效、经济、方便、综合、连续的基层卫生服务。

（二）社区卫生服务的内容

社区卫生服务以满足群众需求、保护人民健康为出发点，其服务内容包括预防、保健、医疗、康复、健康教育及计划生育"六位一体"的服务。主要内容有公共卫生服务、基本医疗卫生服务及社区其他服务。

1. 公共卫生服务　是社区卫生服务的一部分，以协助政府研究制定公共卫生发展战略和优先干预为重点，其宗旨是保障和促进公众健康。主要内容包括：卫生信息服务和管理、健康教育与健康促进、疫情监测和预防接种、慢性病预防控制、精神卫生服务、妇女儿童和老年保健、康复指导和训练、计划生育指导等。同时，协助处理管辖区域内社区公共卫生事件和其他政府卫生行政部门规定的公共卫生服务。

2. 基本医疗卫生服务　是社区卫生服务的主要内容。服务方式有上门服务、健康咨询、家庭病床、双向转诊等。主要内容包括：建立社区居民健康档案，常见病、多发病以及慢性病诊治，做好急重症患者的转诊和会诊工作，老年人、妇女、儿童、残障人群的健康服务等。

3. 社区其他服务　根据社区人群基本医疗卫生需求，不断完善社区卫生服务内容，丰富服务形式，拓展服务项目，延伸社区卫生服务。鼓励社区卫生服务机构与养老服务机构开展多种形式的合作，加强与相关部门配合，协同推进医养结合服务模式。鼓励社区卫生服务机构面向不同社区人群，开展有针对性的基本医疗卫生服务。引导社区居民参与社区卫生服务，不断提高居民自我健康管理意识。

二、社区卫生服务的对象和特征

（一）社区卫生服务的对象

社区卫生服务的对象是社区内全体居民。按照服务对象健康状况分为：健康人群、亚健康人群、高危人群、重点人群、患者。按照社区卫生服务范围分为：以社区为中心、以家庭为中心和以个体为中心的服务。

1. 按照服务对象健康状况分类

（1）健康人群　随着人们对健康的认识和重视，健康人群将会成为社区卫生服务的主要对象。1989年，WHO提出关于健康的新概念：健康不仅是没有疾病，而且包括躯体健康、心理健康、社会适应良好和道德健康。因此，健康人群应该是：①躯体健康，躯体结构完好和功能正常；②心理健康，正确认识自我，正确认识环境和及时适应环境；③良好的社会适应能力，个人适应能力在社会系统得到充分发挥，使其行为与社会规范相一致；④道德健康，健康者不以损害他人的利益来满足自己的需要，能按社会行为的规范准则来约束自己及支配自己的思想行为。对于健康人群应以预防为主，给予健康指导，增强社会适应能力。

（2）亚健康人群　亚健康指介于健康与疾病之间的中间状态。其特征是无临床症状和体征，或者有病症感觉而无临床检查证据，处于一种机体结构退化和生理功能减退的低质与心理失衡状态，表现为机体活力降低、反应能力减退、适应能力下降以及工作效率低下等。亚健康往往不被个人所意识，不为医学所确认，具有既可向疾病发展又可向健康逆转的特点。因此，应特别关注亚健康人群的健康需求，使他们能够得到及时的健康照顾。

（3）高危人群　是指明显存在某些健康危险因素的人群，其疾病发生的概率明显高于其他人群。其特征为：①高危家庭，如单亲家庭、吸毒或酗酒者家庭、精神病患者家庭、残疾或长期重病者家庭、受社会歧视家庭等。②存在明显危险因素的人群，如具有不良的生活方式、职业危险因素、家族危险因素、艾滋病的高危人群等。对于高危人群的管理，应开展健康检查，以及时发现高危人群；给予疾病相关知识的指导和行为干预，定期体检和随访。

（4）重点保健人群　是指由于各种原因需要在社区得到特殊系统保健的人群，包括儿童、妇女、老年人、残障者以及慢性病患者等。

（5）患者　患有各种疾病的患者，包括常见病患者和慢性病患者等。

2. 按社区卫生服务范围分类

（1）以社区为中心的服务　社区卫生服务要以社区为基础、以社区内人群的卫生需求为导向，利用社区资源，为社区居民提供服务。根据社区环境及人群特点，将个体健康和群体的健康照顾紧密结合、相互促进。主要内容包括：社区健康评估、环境卫生、健康教育与健康促进等。

（2）以家庭为中心的服务　家庭是社区卫生服务的对象，家庭的结构和功能会直接或间接影响家庭成员的健康。主要内容包括：了解个人和其他家庭成员之间的相互作用，以及家庭在不同阶段存在的重要事件，若处理不当而产生相关健康危险因素，则可能在家庭成员中产生相应的健康问题，对家庭成员造成健康损害。

（3）以个体为中心的服务　社区服务对象包括健康人群、亚健康人群、高危人群、重点保健人群等。社区卫生服务以满足重点人群的健康需求为主线，侧重于：①开展妇女常见病预防和筛查，提供婚前保健、孕前保健、孕产期保健、围绝经期保健；②开展新生儿保健、婴幼儿及学龄前儿童保健，对辖区内托幼机构进行卫生保健指导；③指导老年人及残障者进行疾病预防和自我保健，进行家庭访视，提供针对性的健康指导；④开展慢性病患者的家庭访视及居家护理等。

（二）社区卫生服务的特征

1. 广泛性　社区卫生服务的对象是社区全体居民，即个体、家庭、群体和社区，包括健康人群、亚健康人群、疾病高危人群和患病人群，其重点服务对象是儿童、妇女、老年人、慢性病患者、精神障碍患者和残障者。

2. 综合性　卫生服务内容包括了预防、保健、医疗、康复、健康教育和计划生育技术服务等，体现了社区卫生服务人员提供的"全方位"和"立体性"服务，服务对象不分性别、年龄和疾患类型；服务内容包括医疗、预防、康复和健康促进等；服务层面涉及生理、心理和社会各个层面；服务范围涵盖个人、家庭和社区，要照顾社区中的单位、家庭与个人；服务手段是利用一切对服务对象有利的方式与工具。因此，这种服务方式又被称为一体化服务。

3. 持续性　社区卫生服务覆盖生命周期的各个阶段以及疾病发生、发展的全过程。社区卫生服务根据生命周期各阶段及疾病各阶段的特点及需求，提供具有针对性及持续性的服务。这种持续性照顾有利于社区医务人员鉴别严重疾病和一般问题，同时其诊断和治疗能获得全程反馈。

4. 可及性　社区卫生服务必须是可及的、方便的基层医疗服务。社区卫生服务的性质决定了社区卫生服务在时间、地点、服务内容、服务水平、服务价格等方面，要符合服务对象的需求。社区卫生服务人员与居民之间比较熟悉，这种互相了解会增加彼此的信任感，给社区卫生服务带来更多便利。

5. 协调性　协调各部门之间、各类人员之间的相互关系，密切合作，以保证社区各种卫生服务活动的实施。

三、社区卫生服务的方式

社区卫生服务是基层卫生服务，有别于综合性医院、专科医院以及专业预防保健机构，其特点是就近就医、防治结合、综合服务、贴近居民，充分体现积极主动的服务模式。主要的服务方式有以下几种。

1. 上门服务　上门服务是社区卫生服务的一个重要服务方式，是建立和谐医患关系的主要途径。在做好健康教育的基础上，与居民订立健康保健合同，提供预约和家庭出诊服务，在社区卫生调查和诊断的基础上，对合同服务对象及重点人群定期上门巡诊，及时发现健康问题并提供保健服务。

2. 家庭病床　以家庭作为治疗及护理的场所，选择适宜在家庭环境下进行医疗或康复训练的疾病，让患者在熟悉的家庭环境中接受医疗和护理，既有利于促进疾病的康复，又可减轻家庭经济负担和人力负担。

3. 健康咨询　卫生服务人员应在诊治疾病中，建立并充分发挥居民健康档案的作用，向居民提供家庭保健指导，向患者解释疾病的病因和转归、如何进行预防和日常的保健措施，耐心接受居民的健康咨询，将健康教育和卫生保健知识的传播融入到医疗服务中，帮助社区居民形成健康的生活方式。

4. 双向转诊　双向转诊制是在我国医疗体制改革进程中，在社区首诊基础上建立的扶持社区医疗卫生，解决"看病难、看病贵"的一项重要举措，是建立"小病在社区、大病进医院、康复回社区"的就医新格局。转诊包括正向转诊和逆向转诊，正向转诊是指由下级（社区）医院向上级医院逐级转诊，逆向转诊是指由上级医院向下级（社区）医院转诊。

四、社区卫生服务的机构设置

社区卫生服务机构以社区、家庭和居民为服务对象，以妇女、儿童、老年人、残疾人、慢性病患者等为服务重点，开展健康教育、预防、保健、康复、计划生育技术服务和一般常见病、多发病的诊疗服务，具有社会公益性质，属于非营利性医疗机构。

（一）设置原则

1. 社区卫生服务属非营利性公益性医疗机构，是为社区居民提供预防、保健、健康教育、计划生育和医疗康复等服务的综合性基层卫生服务机构。机构设置要严格执行国家对医疗卫生机构的管理法规，机构设置审批程序须依法严格执行准入制度，审批权限由省辖市级卫生行政部门审批。

2. 健全社区卫生服务网络，应以社区卫生服务中心为主体，社区卫生服务站（卫生室）作为补充。诊所、门诊部、医务室等其他承担初级诊疗任务的基层医疗卫生机构是社区卫生服务网络的重要组成部分。

3. 社区卫生服务机构业务用房、床位、基本设备、常用药品和急救药品应根据社区卫生服务的功能、居民的需求配置；卫生人力应按适宜比例配置。

（二）机构组成

社区卫生服务机构网络是由提供综合性服务的社区卫生服务中心、社区卫生服务站和提供专项服务的专业卫生服务机构所组成，其中社区卫生服务中心是主体，社区卫生服务站和其他专业卫生服务机构是补充。

1. 社区卫生服务中心 是社区卫生服务机构网络的构成主体，规范的社区卫生服务中心应当有完整的预防、保健、健康教育、计划生育技术指导、医疗和康复"六位一体"的综合性服务功能。社区卫生服务中心工作的主要内容有以下几项。

（1）开展社区卫生状况调查 通过社区卫生服务调查，掌握社区居民健康状况、疾病流行态势及影响居民健康的主要因素，向社区管理部门提出改善社区公共卫生状况的建议，并给予技术指导。

（2）开展健康教育和健康促进 社区建立健康教育网络，广泛开展健康教育和健康促进，以提高居民健康知识水平和建立良好的卫生习惯。

（3）疾病预防保健 负责社区内儿童免疫接种及传染病的预防和控制，指导有关单位和群众开展消毒、灭鼠等环境治理工作。提供老年人、妇女、儿童、残疾人、慢性精神病患者等重点人群的保健服务，开展计划生育宣传指导，为育龄妇女提供节育技术指导和咨询服务。

（4）疾病治疗与康复 开展常见病、多发病、慢性病的诊疗和护理，提供居家护理和家庭访视，根据需要开设家庭病床和提供临终关怀，建立居民健康档案，开展预防保健服务。开展简易的康复治疗，指导康复对象及家庭进行康复训练，为残疾人的工作、生活提供康复技术指导。

2. 社区卫生服务站 是社区卫生服务机构的重要组成部分，与中心相比，社区卫生服务站不具备完整的"六位一体"功能，但具有服务更方便、更快捷的特点。主要功能：在中心的统一组织下，开展社区卫生调查，协助社区管理部门实施健康促进，开展传染病的预防和控制工作；开展一般常见病、多发病、诊断明确的慢性病治疗和护理；提供居家护理和家庭访视等服务；提供老年人、妇女、儿童、残疾人等重点人群的保健服务和家庭服务指导，开展健康教育指导，逐步开展对个人和家庭的连续性健康管理服务，提供计划生育宣传指导工作。

（三）设置要求

1. 社区卫生服务中心设置的要求

（1）基本设施 ①建筑面积不少于1000平方米，布局合理，符合国家卫生学标准及体现无障碍设计要求。根据社区卫生服务功能、居民需求、社区资源等可设置适宜种类与数量的床位。②具备开展社区预防、保健、健康教育、计划生育、医疗和康复等工作的基本设备及必要的通讯、信息、交通设备，具体内容由省级卫生行政部门规定。③常用药品和急救药品的配备按省级卫生行政部门及药品监督管理部门的有关规定执行。

（2）科室设置　设有开展全科诊疗、护理康复、健康教育、免疫接种、妇幼保健和处理信息资料等工作的专门场所。

（3）人员配备　①从事社区卫生服务的专业技术人员须具备法定执业资格。②根据功能、任务及服务人口需求，配备适宜类别、层次和数量的卫生技术人员。辖区人口每万人至少配备 2 名全科医师和 2 名社区护士。在全科医师资格认可制度尚未普遍实施的情况下，暂由经过全科医师岗位培训合格、具有中级以上专业技术职称的临床执业医师承担。医护人员在上岗前需接受全科医学及社区护理等知识培训。

2. 社区卫生服务站设置标准　建筑面积不应少于 150 平方米，原则上不设住院病床，至少设诊断室、治疗室及预防保健室，有健康教育宣传栏等设施，符合国家卫生学标准及无障碍设计要求。其他参照社区卫生服务中心设置指导标准。

第三节　社区护理

一、社区护理概念

社区护理（community health nursing）是护理人员以社区为范围，家庭为单位，以社区内人群健康为中心，以老年人、妇女、儿童、残疾人、慢性病患者为重点，提供预防保健、医疗护理、康复、健康教育等为一体的，综合、连续、动态的护理服务。作为社区卫生服务的重要组成部分，它的基本概念包括预防、保护和促进三个方面。

二、社区护理的特点及工作内容

（一）社区护理的特点

社区护理从属于社区卫生服务，除具有公共卫生学和护理学的一些特点外，还具有以下几个方面的特点。

1. 以预防保健为主　社区护理服务宗旨是促进和维护社区人群的健康水平，以预防疾病、促进健康为主。按照我国传统医学的"未病先防、已病防变、病后防复"的预防思想，相对医院护理工作特点而言，社区护理工作应该通过三级预防的途径做好社区预防保健工作。

2. 以群体为对象　护理的对象是社区全体人群，即包括健康人群、亚健康人群、高危人群、重点保健人群和患病人群。社区护理的工作除了要收集和分析人群的健康状况，也要掌握群体的生活方式、工作环境、文化程度，然后解决这个人群中主要的健康问题。

3. 以健康为中心　社区护理是以促进和维护人群的健康为中心，预防性服务与医疗护理性服务在社区护理中同等重要，是社区护理的工作重点，目的是提高整个人群的健康水平。

4. 提供长期性、连续性、可及性的服务　长期性和连续性是指在不同的时间空间范围提供连续的、一系列的整体护理。可及性服务是社区护理的显著特点，因社区护理服务站就设在居民区内，社区居民在需要的时候能及时得到相应的服务，这种方便、快捷的服务模式是社区护理的重要特点。

5. 多专业人员协作　社区卫生服务范围广、内容多，需要多专业、多部门人员共同合作，因此，要求社区护士具备团队工作的精神。社区护士不仅需要与医疗、康复、营养、保健、防疫及环保等专业人员合作，同时还需与社区的行政、福利、教育、厂矿、政府机关社区居民等合作，为社区提供完整而系统的综合性健康服务。

（二）社区护理工作的内容

根据社区卫生服务机构的功能，社区护理工作的内容应包括以下几个方面。

1. 社区健康护理 是对社区卫生环境和社区人群的健康进行管理，负责收集整理及统计分析辖区内群体健康资料，了解社区健康状况及分布情况，注意发现社区群体的健康问题和影响因素，参与检测影响群体健康的不良因素，参与处理和预防紧急意外事件，如水灾、火灾、地震等自然灾害的紧急救助及暴发性传染病等重大疫情的处理。

2. 家庭健康护理 通过家庭访视和居家护理的形式对家庭中的患者或有健康问题的个人进行护理和保健指导，同时注重家庭整体功能的健康、家庭成员间是否有协调不当的问题、家庭发展阶段是否存在危机等，对家庭提供整体健康护理。

3. 重点人群的社区保健指导 侧重于社区中重点人群的日常生活与健康管理。利用定期健康检查、家庭访视、居家护理等机会，对社区的妇女、儿童、老年人进行保健指导。

4. 社区健康教育 健康教育是运用护理程序，以促进和维护居民健康为目标，通过举办学习班、发放宣传资料和小组讨论等多种形式对社区人群进行有计划、有组织、有评价的健康教育活动。健康教育对象可以是群体、家庭或个人。教育内容包括疾病预防、健康促进以及健康保护，如计划生育相关知识、疾病及健康保健知识、精神心理卫生知识、影响人群健康的主要危险因素、阻止疾病进展的方法等，提高居民对健康的认识，纠正不良生活行为习惯，提高群体健康水平。

5. 计划免疫与传染病的防治 参与完成社区儿童的计划免疫任务，进行免疫接种的实施和管理。参与社区传染病的预防与控制工作，对社区居民进行预防传染病的知识培训，提供一般消毒、隔离技术等护理指导与咨询。

6. 定期健康检查 与全科医生共同进行健康普查的组织、管理，对相应的问题给予保健指导，建立居民健康档案。

7. 社区慢性病患者、残疾人的护理及管理 向社区内所有的慢性病及身体、精神功能障碍者提供所需的基础或专科护理及管理服务，配合全科医生进行病情的观察与治疗，进行精神卫生护理、慢性病防治和管理、康复训练、营养和饮食指导等，以改善他们的健康状况，促进功能的恢复。

8. 社区急、重症患者的转诊服务 帮助社区内的急、重症患者转入相应的上级医疗机构，以得到及时、必要的救治；对转入的病情稳定的患者提供综合护理服务，称之为"双向转诊"服务。

9. 社区临终护理 是指向社区的临终患者及其家属提供所需的综合护理服务，以帮助患者安详地走完人生的最后旅程，同时关注家庭其他成员的心理健康。

三、社区护士及角色要求

（一）社区护士

社区护士（community health nurse）指在社区卫生服务机构及其他有关医疗机构从事社区护理工作的护理专业人员。

2005 年，卫生部于《社区护理管理的指导意见》中明确规定社区护士的任职条件为：①具有国家护士职业资格证；②经注册通过地（市）以上卫生行政部门规定的社区护士岗位培训；③独立从事家庭访视或居家护理工作的护士，应具有在医疗机构从事临床护理工作 5 年以上的工作经历。

（二）社区护士角色要求

不同于医院临床护士，社区护士是在一个相对开放、宽松的社区工作环境中进行工作的，其工作对象、范畴、性质与医院护士有所不同。社区护士担负着照顾、教育、咨询、组织管理、协调合作、观察研究等角色，并且其职责范围有了进一步扩展，这就需要社区护士能灵活运用基本护理技能、观察能力、倾听能力、沟通能力、健康教育能力及咨询能力。

1. 照顾者 是社区护士最基本的角色。由于社区护士工作的形式、内容以及服务对象都与临床护士不同，所以社区护士既要熟悉应用护理程序对患者进行整体护理，又要有公共卫生等方面知识，随时发现疾病的致病因素并进行预防。如，社区的学校出现学生食物中毒的现象，作为社区护士除了要完成一般的治疗护理外，还要弄清楚学生吃了什么食物引起的中毒，食物是从何处采购，如何烹调，中毒学生的人数有多少等，然后进一步调查本地区最近有无更多的病例发生。社区护理工作范畴要从照顾个体扩展到照顾群体，从治疗扩展到预防。

2. 健康教育者与咨询者 是社区护士的重要角色。由于社区服务对象的病情一般比较稳定，具有很好的接受健康教育的能力，并且有接受与健康相关知识教育和咨询的需求。健康教育是讲解现象及事实；健康咨询是护士要运用沟通技巧，提供相关信息，给予患者情绪支持及健康指导，解除服务对象的疑惑。因此，社区健康教育更多侧重在疾病的预防、康复和建立健康的行为和生活方式方面，具有一定的普遍性。例如，对孕早期妇女的保健教育，对糖尿病患者群体的指导，进行社区的环境、食品安全宣教等。这都要求社区护士能运用健康教育程序，有计划、有目的、系统地实施教育。

健康咨询使护理对象认识自己的健康状况，正确选择解决问题的方法，提高护理对象的健康水平，咨询过程应重点培养其独立做决定的能力。社区护士要充分认识到教育的重要性和长期性，开展持之以恒的健康教育，更多地满足人们了解健康知识的愿望，提高他们整体的健康水平。

3. 健康协调者与倡导者 协调者又叫合作者，意味着与其他人一起共同努力、合作完成工作。社区中，能了解患者的健康需求、社会文化背景和身心状态的往往是护士。一方面，社区护士需要了解国际及国内有关的卫生政策及法律，并有权倡导各种关于疾病预防和健康促进的活动，对威胁到社区居民健康的问题，采取积极有效的措施予以解决，或上报有关部门，以保护居民的健康。另一方面，社区人群对于卫生保健方面的需求及对健康促进政策方面的建议和意见，社区护士可向上级主管部门转达，以提高社区人群对社区卫生保健工作的满意度。同时护士需要同多个专业部门共同配合执行，如要保持同全科医生、卫生保健人员、营养师、心理医师、行政部门、民警、居委会等的有效沟通，以便诊断、治疗、护理或使其他卫生保健工作得以顺利进行。

4. 社区组织与管理者 由于社区工作性质需要，社区护士在工作中应承担起组织者、管理者的角色，如制定并组织实施对患者有保护和治疗作用的规章制度，安排足够的人力保证护理工作的正常运转；联系相关部门为社区创造良好环境；针对患者的问题和需要，协助服务对象选择最合适的健康照顾方案，拟定治疗计划和目标，定期举行小组会议，进行评价和讨论；为社区个体建立健康档案，有计划、有针对性地安排家庭访视等。

5. 观察与研究者 社区护士在社区卫生组织中应具有敏锐的观察能力，以便能够早期发现病情、早期诊断，早期正确处理，如儿童的预防接种以及生长发育等问题。社区护士还应该积极参与科研工作，开展专题研究，参加流行病的调查工作，在科学研究的基础上进行护理干预，收集和分析资料，得出结论。为自身及社区其他社区卫生服务人员和政策制定者提供实用的科学依据，从而进一步指导促进健康的实践工作。

（三）社区护士工作内容

社区护士的工作内容包括疾病护理、疾病预防、健康促进、社区康复、组织与管理等。

1. 疾病护理 ①慢性病的护理，如对慢性病患者的保健治疗以及基础、专科护理操作（配药、静脉输液、特殊药品的监服、术后换药、导尿、理疗、血压监测、留置标本等）。②精神疾病护理，如心理健康评估、心理指导。③传染病护理，如消毒、隔离。④母婴护理。⑤临终护理。⑥社区急救，如基本的现场急救方法。⑦常见病、多发病的评估及指导。

2. 疾病预防 ①儿童、青少年常见疾病的预防，如儿童计划免疫、生长发育监测等。②妇科常见疾病的预防，如常见病的健康教育。③传染病、性病预防，如预防接种、健康教育等。④老年慢性病预防及意外伤害的预防等。

3. 健康促进 ①儿童的健康促进，如新生儿、儿童、青少年的健康促进及教育指导。②妇女的健康促进，如孕期卫生宣教、产后、围绝经期的保健指导。③老年人的健康促进，如健康体检、饮食指导等。

4. 社区康复 社区康复主要包括：①残疾人的康复训练指导。②骨折患者的康复指导。③出院早期患者的家庭康复指导。

5. 组织与管理 ①协调组织社区卫生服务活动。②财物环境管理，如药品、医疗废弃物的管理。③档案信息管理，如资料的收集整理、分析等。④人才管理，如社区护士的继续教育、科研培训管理。

总之，在我国，社区卫生服务已经成为人群健康服务的重要内容，社区护士的能力直接影响社区卫生服务的质量。只有加强社区人员的能力培养，提高社区护理队伍的整体素质，才能保证社区卫生服务的质量，促进社区卫生服务进一步完善。

四、社区护理的发展

（一）国外社区护理的发展

社区护理起源于西方国家，是由家庭护理、地段护理及公共卫生护理逐步发展演变而成的。追溯社区护理发展的历史，可将其发展过程划分为四个阶段：家庭护理阶段、地段护理阶段、公共卫生护理阶段和社区护理阶段（表1-1）。

表1-1 社区护理的发展阶段

发展阶段	护理对象	护理类型	护理内容
家庭护理阶段	有病的个人	以个体为导向	治疗护理
地段护理阶段	有病的个人	以个体为导向	治疗护理
公共卫生护理阶段	有需要的群体和家庭	以家庭为导向	治疗护理、预防保健
社区护理阶段	个人、家庭、社区	以人群为导向	治疗护理、疾病预防、健康促进

1. 家庭护理阶段（公元元年～1859年） 这个时期以贫困患者作为主要对象，提供围绕治疗的家庭护理。19世纪中期前，由于卫生服务资源匮乏，医疗水平有限，多数的患者都在家中疗养，主要由家庭主妇进行看护。她们没有受过正规的护理知识教育和技能训练，只能给患者做些简单的生活照顾和康复护理，这些简单基础的家庭护理为早期的地段访视护理奠定了基础。

2. 地段护理阶段（1859～1900年） 这个时期主要为地段区域的贫困患者提供以治疗为中心的服务。护士主要来源于经过培训的志愿者，少数为护士。她们经过培训后，指派为地段区域的贫困人群提供服务，以改善贫困人群健康状况。1859年，英国利物浦企业家威廉·勒斯朋（William Rothbone）的妻子因病长期卧床在家，得到了地段护士罗宾森（Mary Robinson）的精心护理。威廉深深体会到患者在家里得到护理的重要性，他在英国利物浦市成立世界上第一所访视护理机构，进行护士培训以及为当地贫困人群提供健康服务。同时，美国也开始进行地段访视，并在1885年在纽约成立地段访视社，后统一命名为"访视护士学会"。这个阶段的护理除了照顾患者之外，还指导患者如何保持清洁及健康的生活方式，强调预防和保健，这是地段护理的一个突出特点，为后来的公共卫生护理发展成为一个专业奠定了基础。

3. 公共卫生护理阶段（1900～1970年） 此阶段主要为群体和家庭进行治疗护理和预防保健工作。这个时期服务对象已经由贫困患者个人拓宽为地段居民，服务内容也由单纯的医疗护理扩展到预防保健、健康宣教、环境检测等公共卫生护理服务。

此阶段的公共卫生护理者多为经过系统学习的护士，少数为志愿者。正式提出公共卫生护理名称的是美国护士丽莲·伍德（Lillian Wald）。1912年，她在南丁格尔所用的"卫生护理"前面加上了"公共"二字，成立全国公共卫生护理学会，制定公共卫生护理的原则和标准，设置公共卫生护理教育课程，并在1944年将其纳入大学教学，作为护理学士学位课程的必修课。她积极推动社区护理运动，提倡妇幼卫生和全民的卫生保健，被认为是现代公共卫生护理的开创人。在这个护理阶段，护士获得了更多的自主权，公共卫生护理工作的范围也从个人走向了社会，工作内容有了进一步扩展，公共卫生机构逐渐由政府承办，成为地方卫生部门的主要部分。

4. 社区护理阶段（1970年～至今） 这个时期的服务对象为个人、家庭和整个社区。工作内容主要为涵盖治疗、预防和健康促进的综合性社区护理服务。1970年，美国的露丝·依思曼首次提出"社区护理"一词，以区别社区护士和公共卫生护士，并认为社区护理的范围是社区，社区护士应该关心整个社区居民健康。她认为：①社区护理的服务范围在社区，服务对象不仅是患者，而是整个社区群众。②为了促进健康社区，护士的角色不仅是照顾者，而是教育者、咨询者、策划者及患者的代言人。③社区护士应与从事健康服务的人员合作。1978年，世界卫生组织给予肯定，并加以补充，要求社区护理成为居民"可接近的、可接受的、可负担得起的"卫生服务。从此社区护理事业在世界各地迅速发展起来。

? 想一想

"社区护理"一词是由谁首先提出的？同时提出哪些思想？

答案解析

（二）国内社区护理的发展

20世纪80年代末期，我国社区护理随着社区卫生服务的开展而发展起来。近些年，国家深化医药卫生体制改革，把基本医疗卫生制度作为公共产品向全民提供的核心理念，为社区卫生服务和社区护理发展与改革带来了良好的机遇。

1. 发展社区护理学科 目前，社区护理学已成为护理人才培养的核心课程，社区护理实践能力培养已成为护理专业教育专业评估的重要内容之一。社区护理领域专科人才培养以及大量的社区护理理论与实践研究，促使我国社区护理逐渐成为一门独立的学科。

2. 完善社区护理质量管理体制 强化政府主导作用，构建社区卫生服务与社区护理法律体系，使社区护理相关政策法规及管理标准逐渐形成及完善。加强在岗社区护士规范化培训制度与人员准入制度建设，并逐步建立健全社区护理质量管理及绩效考评制度，确保社区护理服务的高效性、优质性、资源合理性，有效地促进社区护理服务的发展。

3. 丰富社区护理服务模式和内容 鼓励大型医院通过建立护理联合团队等，发挥优质护理资源的辐射效应，帮扶和带动基层医疗卫生机构，提高护理服务能力，特别是健康管理、康复促进、老年护理等方面的服务能力。社区和居家护理服务不断发展，进一步促进医养结合、安宁疗护以及护理服务业发展，不断满足老年人健康服务需求。

练一练

答案解析

1. 社区护士的工作内容包括哪些?

A. 疾病护理　　B. 疾病预防　　C. 健康促进　　D. 社区康复　　E. 组织与管理

2. 社区护理有哪些特点?

A. 以预防保健为主　　　　　　B. 以群体为对象

C. 以健康为中心　　　　　　　D. 提供长期性、连续性、可及性的服务

E. 多专业人员协作

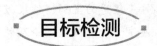

答案解析

单项选择题

1. 下列不是社区构成要素的是

A. 人口要素　　　B. 管理制度　　　C. 同质要素　　　D. 地域要素　　　E. 社会要素

2. 学会、工厂、大学社团等属于

A. 具有共同兴趣或目标的社区　　　　　　B. 地域性社区

C. 具有共同健康问题的社区　　　　　　　D. 微型社区

E. 生活社区

3. 下列属于具有共同健康问题的社区是

A. 工厂　　　　　　B. 糖尿病患者协会　　　C. 街道

D. 居委会　　　　　E. 学校

4. 个体在社区中生长和发育,通过家庭、学校及社会的影响逐渐成长,由此体现了社区的哪一功能?

A. 生产、消费、分配、协调和利用资源　　　B. 相互支援

C. 社会化　　　　　　　　　　　　　　　　D. 社会参与

E. 社会控制

5. 构成社区的第一要素是

A. 人口要素　　　B. 管理制度　　　C. 同质要素　　　D. 地域要素　　　E. 社会要素

(张晓霞)

书网融合……

　　 🗒 重点回顾　　　　📱 微课　　　　　🕐 习题

第二章　社区健康教育与健康促进

学习目标

知识目标：

1. 掌握　健康教育、健康促进、社区健康教育、社区健康促进的概念；社区健康教育的程序、特点及健康促进常用工作方法。

2. 熟悉　健康教育和健康促进的区别、健康教育策略和形式。

3. 了解　健康教育、健康促进的相关理论及健康促进规划。

技能目标：

能运用健康教育的各种方法，制订一份完整的健康教育计划。

素质目标：

在社区健康教育工作中培养组织协调能力，能与社区居民进行良好的沟通。

导学情景

情景描述：护士小刘发现每一年该社区呼吸道疾病发病率都较高，于是制订了关于预防呼吸道疾病的健康教育计划，并且进行了实施。该社区的居民通过参与健康教育活动，了解了预防呼吸道疾病的相关知识。所以，今年该社区的呼吸道疾病发病率远低于往年。

情景分析：社区护士针对社区呼吸道疾病发病率高的问题，对社区居民进行了预防呼吸道疾病相关知识的健康教育。

讨论：1. 社区健康教育程序的步骤有哪些？

2. 如何制订社区健康教育计划？

学前导语：社区健康教育程序通常有两类。一类是参照护理程序，将社区健康教育划分为社区健康教育评估、明确健康教育诊断、制订健康教育计划、实施健康教育、评价健康教育的过程与效果等五个步骤。另一类是以所选取的健康教育理论作为实践的框架而确定社区健康教育程序。

健康是人类生存和发展的前提。健康教育与健康促进是公共卫生工作的核心内容，社区是宏观社会的基本单位，是人类生存的基本环境。因此，社区是健康教育和健康促进开展的优先领域。开发社区资源，加强社区行动是当今世界健康教育和健康促进的重要策略。

第一节　概　述

PPT

一、健康教育与健康促进概述 ⓔ 微课

（一）健康教育

健康教育是通过有计划、有组织、有系统的社会教育活动，使人们自觉地采纳有益于健康的行为和生活方式，消除或减轻影响健康的危险因素，预防疾病，促进健康，提高生活质量，并对教育效果

作出评价。健康教育的核心是教育人们树立健康意识，促使人们改变不健康的行为和生活方式，养成良好的行为、生活方式。

（二）健康促进

健康促进是指促进人们提高、维护和改善自身健康的过程，是协调人类与环境间关系的战略。我国健康促进的概念是指运用行政或组织手段，广泛动员和协调社会各相关部门及社区、家庭和个人，使其履行各自对健康的责任，共同维护和促进健康的一种社会行为和社会战略。

健康促进的主要内容包括以下几项。

1. 健康教育　在健康促进中起主导作用，如氟化水防龋等。

2. 健康保护　通过国家和地区制订的相关政策、法律、法规等各种社会措施，保护个人和群体免受环境因素的伤害，如公共场所禁止吸烟等。

3. 预防性的卫生服务　通过提供预防疾病、保护健康的各种支持及服务，防止疾病的发生，如计划免疫、卫生宣传等。

（三）健康教育与健康促进的关系

健康教育和健康促进既有联系又有区别。二者的目标是一致的，即帮助人们建立良好的健康相关行为和生活方式，以达到理想的健康状态。

1. 二者联系　①健康教育是健康促进的基础，是健康促进的重要策略之一，健康教育在健康促进中起主导作用。②健康促进是健康教育的发展和延伸，通过健康教育达到健康促进的目的。

2. 二者区别　①健康教育侧重于调动人们主观意识的能动作用。②健康促进则将健康教育、行政措施、环境支持融为一体，既注重发挥人们的主观能动作用，又注重调动社会的客观推动力量。健康促进融客观的支持与主观参与于一体，不仅包括了健康教育的行为干预内容，还强调行为改变所需的组织支持、政策支持、经济支持等环境改变的各项策略。

👁 **看一看**

健康促进概念的发展过程

1. 1986 年 11 月 21 日，世界卫生组织通过的《渥太华宣言》中指出：健康促进是促使人们提高、维护和改善他们自身健康的过程，是协调人类与他们所处环境之间的战略，规定个人与社会对健康各自所负的责任。

2. 美国健康教育学家格林定义健康促进是指一切能促使行为和生活条件向有益于健康改变的教育与环境支持的综合体。其中环境包括社会、政治、经济和自然环境，而支持指政策、立法、财政、组织、社会开发等各个系统。

3. 1995 年 WHO 重要文献《健康新视野》中指出："健康促进是指个人与其家庭、社区和国家一起采取措施，鼓励健康行为，增强人们改进和处理自身健康问题的能力"。

二、健康教育与健康促进相关理论

（一）健康相关行为改变理论

为有效地改变人类的健康相关行为，各国学者提出许多改变行为的理论。目前，应用较多的理论模式是知－信－行模式和健康信念模式，本节主要介绍知－信－行模式。

知－信－行模式是改变人类健康相关行为的模式之一，它将人类行为的改变分为获取知识、产生信念及形成行为三个连续过程，其中"知"为知识、学习；"信"为信念态度；"行"为行为、行动。

知-信-行模式认为：知识是基础，信念是动力，行为的产生和改变是目标。人们通过学习，获得相关的健康知识和技能，逐步形成健康的信念和态度，从而促成健康行为的产生。

行为学的研究表明，知识与行为之间有着重要的联系，但不完全是因果关系。一个人的行为与知识有关，也与其价值观和信念有关，更与其长期的生活环境有关。

要使人们从接受转化到改变行为是一个非常复杂的过程：信息传播→觉察信息→引起兴趣→感到需要认真思考→相信信息→产生动机→尝试行为→态度坚决→动力定型→行为确立。行为改变是目标，为达到行为改变，必须以健康知识为基础，以信念为动力。知识是行为改变的必要条件，但不是充分的条件，只有对知识进行积极的思考，对自己的职责有强烈的责任感，才可能逐步形成信念。当知识上升为信念，就有可能采取积极的态度去转变行为。态度是转变行为的前奏，要转变行为必须先转变态度。影响态度转变的因素有以下几点。

1. 信息的权威性　信息的权威性越强，可靠性和说服力就越强，态度转变的可能性就越大。

2. 传播的效能　传播的感染力越强，越能激发和唤起受教育者的情感，就越有利于态度的转变。

3. 恐惧因素　恐惧使人感到事态的严重性，但恐惧因素需要使用得当，否则会引起极端反应或逆反心理。

4. 行为效果和效益　吸引力较大的因素，它不仅有利于强化自己的行为，同时常能促使信心不足者发生态度的转变。只有全面掌握知、信、行转变的复杂过程，才能及时、有效地减弱或消除不利的影响，促进有利环境的形成，进而达到转变行为的目的。

（二）健康促进相关理论

健康促进相关理论主要有格林模式和联合国儿童基金会模式，本节主要介绍格林模式。

格林模式又称健康诊断与评价模式。格林模式将健康促进计划设计分为两个阶段、9个步骤。

第一阶段：即评估阶段，包括社会诊断、流行病学诊断、行为与环境诊断、教育与组织诊断、管理与政策诊断5个步骤。

第二阶段：即执行与评价阶段，包括健康促进计划的实施、过程评价、效果评价和结果评价4个步骤。

格林模式9个步骤的具体内容如下。

（1）社会诊断　包括生活质量和社会环境评价两方面。包括人群的收入水平、教育水平、幸福感、医保情况等。

（2）流行病学诊断　包括威胁社区人群生命与健康的主要问题及其危险因素；健康问题的易感人群及其分布特征；疾病或健康问题在地域、季节、持续时间上的分布规律；哪些干预措施最为敏感；可能获得的预期效果等，为确定干预重点和目标人群提供依据。

（3）行为与环境诊断　找出导致健康问题的行为和环境因素，通过分析各因素的重要性和可变性，确定与健康问题相关的、能够确定为干预目标的行为。

（4）教育与组织诊断　明确特定的健康行为后，分析其影响因素，并根据各因素的重要程度以及资源情况确定优先目标，明确健康促进干预的重点，依据影响健康行为的倾向因素、促成因素和强化因素，进行教育与组织诊断。这三个因素常共同作用影响人们的健康行为，其中倾向因素是内在动力，促成因素和强化因素是外在条件。倾向因素是产生某种行为的动机、愿望或是诱发某行为的因素。促成因素是指促使某种行为动机或愿望得以实现的因素，即实现某行为所必需的技术和资源。强化因素是激励行为维持、发展或减弱的因素。

（5）管理与政策诊断　包括制订和执行计划的组织与管理能力，支持健康促进计划的资源以及条件（如人力、物力等），有无进行健康促进的机构及其对健康促进的重视程度，政策和规章制度对健康促进项目开展的支持性或抵触性等。

（6）健康促进计划的实施　即按照已制订的计划执行，实施健康促进。

（7）过程评价　在实施健康促进的过程中，不断进行评价，找出存在的问题并及时对计划进行调整，使计划可行性更大。

（8）效果评价　对健康促进所产生的影响及短期效应进行及时的评价。主要评价指标有干预对象的知识、态度、信念等的转变。

（9）结果评价　当健康促进活动结束时，按照计划检查是否达到长、短期目标，重点是长期目标。评价健康促进是否促进了身心健康，提高了生活质量。常用评价指标有发病率、伤残率和死亡率等。

（三）影响健康促进活动的主要因素

1. 组织与动员社区参与，开发领导是首要策略　社区组织动员的层次包括领导层、社区团体、专业技术群体、家庭及个人。要发动全社会共同参与，开发各级政府和有关部门，协调社区各部门及社会组织支持和参与，并形成支持性网络，共同创造有益的健康促进环境。

2. 干预与支持是中心环节　健康促进从整体上对群众的健康相关行为和生活方式进行干预。其内容涉及疾病防治、生态和社会环境的改变等，范围广泛，涉及个体、家庭、社区的健康，贯穿于医疗保健服务的各个方面。既可促进群众对医疗保健资源的利用，又可督促医疗保健服务质量的提高，为群众创造健康的社区环境。

3. 加强信息传播是重要手段　充分利用社区的传播渠道，采用多种传播手段相结合的方式，扩大健康信息的传播。

4. 开发利用社区资源，加大资金投入是保证　略。

5. 加强人员培训是基础　人才队伍建设是健康促进的重要环节之一。健康促进人员的专业水平高低直接影响着健康促进工作的开展质量。

6. 注重计划设计和评价是关键　为避免健康促进工作的盲目，减少社区资源浪费，使工作有条不紊地进行，健康促进应以健康需求评估为为基础，应具有明确的目标、任务、方法、所需资源、实施步骤和进度等，形成计划并加以实施。

✖ 练一练 ————

（　　）是通过有计划、有组织、有系统的社会教育活动，使人们自觉地采纳有益于健康的行为和生活方式，消除或减轻影响健康的危险因素，预防疾病，促进健康，提高生活质量，并对教育效果作出评价。

A. 健康教育 　　　　B. 社区健康教育 　　　　C. 健康促进
D. 社区健康促进 　　E. 健康素养

答案解析

第二节　社区健康教育

PPT

一、社区健康教育概念

社区健康教育是指以社区为单位，以社区人群为教育对象，以促进社区居民健康为目标，有组织、有计划的健康教育活动。其目的是发动和引导社区居民树立健康意识，关心自身家庭和社区的健康问题，积极参与社区健康教育与健康促进规划的制订和实施，养成良好的卫生行为和生活方式，以提高自我保健能力和群体健康水平。社区健康教育作为一项以健康为中心的全民性教育，在社区卫生服务中占有十分重要的地位，是社区卫生服务和社区护理的基本工作方法。

二、社区健康教育的基本原则和形式

（一）社区健康教育的基本原则

为了确保社区健康教育的效果和质量，社区护士在进行健康教育时应遵循以下四项基本原则。

1. 选择合适的教学内容、形式和时间 根据自己的需求进行学习是每一个教育对象的学习愿望。因此，社区护士必须选择与教育对象需求相符合的教学内容，并根据教育对象的学习能力选择教学形式及教学语言，以保证教学内容能准确地被教育对象理解、接收，并根据教育对象的具体情况安排教学活动的时间。

2. 营造良好的学习环境 良好的学习环境将提升教学活动的质量。学习环境一般包括三个方面，即学习条件、人际关系及学习气氛。

3. 鼓励教育对象积极参与教学活动 社区健康教育的主要目的是改变教育对象的不健康生活行为及方式，所以教育对象的积极参与是保证社区健康教育质量的必要因素。因此，社区健康教育的每一步都应积极鼓励教育对象积极参与。

4. 及时对教学活动进行评价 及时对教学活动进行评价是保证社区健康教育质量的重要因素。因此，教育者或社区护士应通过即时评价和阶段评价及时对教学活动进行监测及检查。

（二）社区健康教育形式

根据传播手段的不同，常用的社区健康教育形式可分为以下几种。

1. 语言教育法 作为口头教育的一种形式与方法，语言教育法是目前健康教育工作中最常用、最方便的方法。

（1）语言教育法的优点 语言教育法容易实现、简便易行，只要听力正常，都适合使用语言开展健康教育。语言教育法不受仪器设备和受众群体文化水平等的限制。此外，在健康教育内容确定的基础上，语言教育可以因人适时调整，灵活机动。

（2）语言教育法的适用情形 语言教育法既适用于个别健康教育，也适用于群体健康教育，如科普讲座、孕妇健康教育学校、社区居民健康教育学校等。

2. 文字教育法 文字教育法是应用广泛的一种形式，健康教育图书、健康教育小册子、社区墙报等都属于文字教育法。此外，在电化教育法中也需要有文字材料作为基础。

（1）文字教育法的优点 ①对象的广泛性。随着我国基础教育水平的不断提高，多数社区居民具备一定的文字阅读和理解能力，能进行健康教育相关图书、宣传册等材料的阅读。健康教育材料可以印刷成千万册，受众广泛。②资料的经久性。由于印刷资料容易保存，教育对象可以根据需要多次阅读，资料能够经久保存。③时空的适宜性。教育对象根据个人时间安排，自由选择在适宜的时间、地点接受教育。

（2）文字教育法的适用情形 文字教育法适用于健康教育传单、社区宣传栏、中小学生健康教育课本等。

3. 电化教育法 电化教育法是借助现代化的声、光、电等设备进行健康教育传播的一种方式。

（1）电化教育法的优点 ①形象化。通过利用录像、影音、幻灯片等，使得健康教育内容更加形象化，尤其是对某些抽象、不易理解的内容具体化。②重复性。电化教育法的资料均具备可存储性，教育对象可以重复听或观看。③综合性。电化教育法能够充分发挥视、听并用的特点，同时可以把多种现代化媒体技术综合使用，从而提高健康教育传播的效率。

（2）电化教育法的适用情形　电化教育法适用于健康教育广播、健康教育电视、健康知识互联网络等。

4. 数字媒体教育法　数字媒体是记录、处理、传播、获取过程的信息载体，包括了数字化的文字、图形、图像、声音、视频影像、动画等感觉媒体。随着互联网和信息技术的不断发展，微信及其他各种应用程序等在社区健康教育中发挥着越来越重要的作用。

（1）数字媒体教育法的优点　①形象化。可以借助图片、动画、视频等多种方式展现教育内容。②广泛性。随着智能手机的普及，微信等 APP 的使用逐渐成为生活常态，从而使数字媒体教育广泛应用。③易传播。网络的传播速度使得健康教育的快速传播成为现实，传播速度及传播成本等都领先于传统健康教育方式。

（2）数字媒体教育法的适用情形　数字媒体教育法适用于网络受众、手机受众等群体，对于使用者的信息素养具有一定要求，尤其适用于需要健康教育信息快速传播的情形，如灾害预警等。

5. 综合教育法　综合教育法是指借助多种传播手段进行健康教育的一种方法。综合教育法主要包括健康教育展览、健康教育周、健康教育主题宣传日、健康知识竞赛、健康教育基地建设等。

三、社区健康教育程序

社区健康教育是有组织、有计划、有目的的人群干预活动，其实施过程应有周密的组织和严谨的计划。社区健康教育的程序与护理程序类似，其全过程可分为五个步骤，即社区健康教育的评估、确定社区健康教育问题、制订社区健康教育计划、实施社区健康教育计划以及社区健康教育的评价。

（一）社区健康教育的评估

社区健康教育评估即社区健康教育者通过各种方式收集有关教育对象的资料，了解教育对象对健康教育的需求，为开展健康教育提供依据。

1. 教育对象　健康教育对象对健康教育的需求是社区护士应重点收集的资料。资料包括以下几项。

（1）一般情况　性别、年龄、职业健康状况、经济收入、住房状况、交通设施、学习条件及自然环境等。

（2）生活方式　吸烟、酗酒、饮食睡眠、性生活、体育运动习惯等。

（3）学习能力　文化程度、学习经历、学习的愿望、态度及心理压力等。

（4）对健康知识的认识和掌握情况　常见疾病相关知识、服用药物的注意事项、不良生活习惯对疾病影响的认识等。

2. 教育环境　教育环境包括自然环境和人文环境。

（1）自然环境　如健康教育场所是否安静无干扰、是否有舒适的座位等。

（2）人文环境　如教育者与学习者有无建立良好的信任关系、教育过程中是否保持双向的交流以及学习者之间的交流等，这也是保证健康教育成效的必要条件。

3. 医疗卫生服务资源　包括：医疗卫生机构的数量、地理位置、享受基本医疗卫生服务的状况等。

4. 教育者　主要从教学能力、教学态度、专业知识和技能、教育者的精力等方面去评估。健康教育者不仅要有扎实的专业知识和技能，还应具有一定的教育学知识，掌握一定的教育技巧。获得评估资料的方法有：直接接触法、观察法、查阅档案法等。

（二）社区健康教育问题

以收集的资料为依据分析和确定社区存在的健康问题和社区居民的学习需要。确定社区健康教育问题可以分以下几个步骤。

1. 列出社区群体现存的或潜在的健康问题。

2. 分析健康问题对教育对象健康构成的威胁程度。

3. 找出可通过健康教育干预得到解决或改善的健康问题。

4. 找出与教育对象健康问题相关的因素。

5. 确定健康教育的优先顺序。可依据"三性"进行排序。

（1）严重性　死亡率高，发病率高，伤残率高，受累人数多，危害大，群众普遍关注。

（2）可干预性　与行为问题密切相关，可以通过健康教育得以解决。

（3）可行性　有必要的技术条件，易于被居民所接受。

（三）社区健康教育计划

在确定了社区健康教育问题后，即可以制订社区健康教育计划。为了使社区健康教育计划能有效地实施，教育者应与其他社区卫生服务人员、社区基层组织领导及教育对象共同制订健康教育计划。在制订计划时，要以教育对象为中心。社区健康教育计划的内容主要包括以下两个方面。

1. 设定社区健康教育的目标　任何一个健康教育计划都必须有明确的目标，它是计划实施和效果评价的根据，如果缺乏明确的目标，整个计划将失去意义。目标有总体目标和具体目标两种。

（1）总体目标又称计划的目的，是指计划理想的最终结果。它是宏观的，甚至计划者并不能亲自看到这种结果。它只是给计划提供一个总体上的努力方向。例如，青少年的控烟计划，其总目标可以提出："造就不吸烟的新一代"。

（2）具体目标又称计划的目标，是为实现总体目标设计的具体的、量化的指标。其要求可归纳为SMART（specific，具体的；measurable，可衡量的；attainable，可达到的；realistic，可信的；time - bound，有时间性的）5个英文字母。具体来说，计划目标必须回答4个"W"（Who、What、When、Where）和2个"H"（How much、How to measure it），即，对谁？实现什么变化？在多长时间内实现这种变化？在什么范围内实现这种变化？变化程度多大？如何测量这种变化？

2. 选择适当的社区健康教育方法　健康教育方法适当与否影响健康教育目标的实现。在选择健育方法时，应以满足针对教育对象的需求、充分利用教育对象的优势为原则。针对教育对象的数量，选择个体健康教育、家庭健康教育或群体健康教育；针对教育对象的生理和心理状况、文化水平，选择文字、影像、讲座、座谈或角色扮演等不同形式的健康教育，以确保健康教育目标的实现。

（四）社区健康教育实施

社区健康教育实施即将计划中的各项措施变为实践。在制订了完善的社区健康教育计划后即可付诸实施。

1. 组织　主要是开发领导层和社区，完善基层组织，强化各部门之间的合作关系，调动参与健康教育的积极性。

2. 准备　积极协调社会各界力量，营造实施健康教育的良好内外部环境，认真做好培训，建立实施计划的时间表，准备相关材料和配套设施，通知目标人群健康教育的主要内容、时间和地点等。

3. 实施　主要是将计划中的各项措施变为实践，在实践过程中要注意培养典型，以点带面，不断探讨新的教育形式和方法，及时总结好经验、好做法，做好交流推广。

4. 质量监控　主要包括对健康教育活动的内容、进度、数量、范围及经费使用情况等方面的监控；对健康教育目标人群的满意度、参与度及认知、行为变化的监测等。

（五）社区健康教育的评价

社区健康教育评价是对照计划进行检查、对比、总结，对健康教育计划的实施效果进行评价，从而对社区健康教育活动进行全面的监测和控制。

1. 评价种类 可分为教育者评价、教育过程评价及教育成果评价。

（1）**教育者评价** 教育者通过教育对象不同形式的反馈，及时调整教育方式及方法，以更好地满足教育对象的需求。

（2）**教育过程评价** 在健康教育的全过程中，健康教育组织者通过收集教育者和教育对象对教育活动的反馈信息，监测健康教育各阶段目标的实现情况。

（3）**教育成果评价** 在健康教育结束时，通过教育对象健康知识和技能的改善、健康状况和行为的改进等指标，对健康教育结果进行数量和质量的评价。

2. 评价方法 社区健康教育的评价方法多种多样，应依据教育对象及客观条件等采取恰当的评价方法，如家庭访问、问卷调查、座谈会、卫生学调查等，以达到良好的效果。

3. 评价内容 主要包括教育对象的健康意识、卫生知识和保健技能、健康行为及健康教育最终结果。

四、社区健康教育特点

社区健康教育不同于医院健康教育，与医院健康教育相比较，其主要特点可归纳为以下三点。

1. 以健康为中心 社区健康教育最重要的一个特点是以健康为中心，以促进健康为目标。这是社区健康教育与医院健康教育的最根本区别。

2. 广泛性 社区健康教育的对象不仅仅是某一个人或某一个群体，而是社区所有的居民，包括患病人群和健康人群，故具有广泛性。在进行社区健康教育时，要考虑到整个社区，还要考虑到某些特定人群、某一个家庭和某一个人，要考虑开发领导层，还要协调社会各界力量，因此，社区健康教育比医院健康教育更为广泛。

3. 连续性 社区健康教育是以健康为中心，它将贯穿人的一生。针对各个年龄阶段的特点及不同需求，以不同的健康教育形式向社区居民提供所需的健康教育内容。

第三节 社区健康促进

PPT

一、社区健康促进的概念

社区健康促进指通过健康教育和环境支持，改变个体和群体行为、生活方式及社会影响，降低发病率和死亡率，为提高社区居民的生活质量而进行的活动。社区健康促进的构成要素包括健康教育和能够促使行为、环境有益于健康改变的组织、政策、经济等一切支持系统。

二、健康促进规划

健康促进是一项复杂的系统工程，内容涵盖了预防疾病、控制危害健康的因素、政策和组织机构等众多领域。因此，每项健康促进活动，无论周期长短，都必须有科学的、周密的健康促进规划。健康促进规划内容通常包括设计、实施和评价三个部分，三者之间相互制约、密不可分。

1. 健康促进规划设计 健康促进规划设计的目的在于针对项目需求，合理地调动和使用资源，确定解决问题的最佳途径，并为项目的执行和评价提供量化指标。

（1）**健康促进规划设计的原则** ①目标导向性，健康促进规划设计是以提高社区居民健康水平为目标导向，确定总体目标与具体目标，并使健康促进策略与之一致；②前瞻性原则，健康促进规划设计是面向项目未来发展的，设计要具有一定的先进性、持续性；③整体性原则，健康促进规划设计要以社区居民的健康为中心，从卫生、社会、环境等全方面解决健康问题；④参与性原则，要鼓励社区行政管理人员、社区居民参与健康促进规划设计，从社区实际出发。

（2）健康促进规划设计的工作模式　健康促进规划设计需要以科学的框架结构为指导，从而建立科学、合理的设计方案。常用的健康促进规划设计工作模式有评估－分析－行动模式和归元－赋权－控制模式。

2. 健康促进规划的实施　健康促进规划涉及多学科、多部门，因而需要首先明确机构建设和政策改革，以实现对健康促进规划的协调，这也有利于建立一个支持性的政策环境。其次，健康促进规划要重视人才的开发，以提高健康促进项目实施人员、管理人员、监测人员的技术能力，提高项目整体的实施能力。再次，要加强健康促进的监测与评估，建立系统、科学的质量控制体系，保证健康促进项目的质量。此外，健康促进规划的有效实施还需要重视传播健康促进信息，加强健康促进的远期传播效果。

3. 健康促进规划评价　在于明确健康促进规划的科学性、合理性，确定健康促进项目达到预期总体目标的程度及其影响因素，以及总结健康促进规划的经验，向公众说明规划项目的结果，扩大健康促进规划的影响力。

（1）健康促进规划评价的策略　①明确评价目的，健康促进规划评价可以多次完成，需要明确每次评价的目的；②确定评价人员，评价可以由规划相关人员完成，即内部评价，也可以由第三方的规划外人员完成，即外部评价；③评价的质量控制，需要通过质量控制，保证评价的可靠性、正确性；④明确评价的输出，明确阐述评价结果的输出对象、方式等。

（2）健康促进规划评价的方法　根据评价者是否对研究的因素施加控制、评价对象是否随机分组，可以将健康促进规划评价分为实验性、类实验性和非实验性三类。

三、社区健康促进常用工作方法

社区健康促进工作方法依据健康传播形式和健康生活形式而定。

（一）健康传播形式

1. 舆论宣传活动　通过广播电视、网络、报纸等大众媒体，广泛宣传全民健康促进行动的目的意义、主要内容、工作要求，提高全民参与的自觉性；广泛宣传生态文明建设，传播绿色、低碳环保循环利用等健康环境理念，发布健康核心信息，播放健康知识和健康公益广告；广泛宣传正确的价值观、生活观和健康观，增强个人和社会对健康所承担的责任意识，努力形成共建共享的良好局面。

2. 健康巡讲活动　深入机关、企业、学校、社区、农村等开展以《中国公民健康素养—基本知识与技能（试行）》为重点内容的群众性的大型系列讲座和各类咨询活动。社区卫生服务中心每年至少开展12次公众健康咨询活动；社区卫生服务站（村卫生室）至少每两个月举办1次健康知识讲座。

3. 卫生宣传日活动　推广和普及有关健康知识，提高人民健康水平。

4. 防病知识普及活动　加强预防和应对突发公共卫生事件知识的宣传教育和行为干预，提高公众的防范意识和应对能力；积极开展预防控制传染病、地方病的健康促进与教育，重点做常见传染病的健康教育与健康促进工作；普及慢性非传染性疾病防治知识；针对农村卫生与农民健康的主要问题，宣传普及饮水安全卫生、粪便无害化处理、病媒生物防治、疾病防治等知识。

（二）健康生活形式

鼓励群众自觉参与和自发组织各类健康促进活动，引导群众逐步形成合理膳食、适量运动、控烟限酒、心理平衡的健康生活方式。

1. 全民健身运动　健全全民健身运动组织，指导群众掌握科学锻炼方法。充分利用各种资源，引导居民养成日常健身锻炼的习惯。

2. 食品安全与健康饮食 普及安全饮用水、食品安全和营养知识,加强对幼儿园、学校、医院及集体用餐单位的营养知识和食品安全知识培训;指导居民科学合理饮食,提倡健康节约的饮食文化,引导居民根据自身情况选择消费低盐、低脂食品。

3. 控烟限酒 制定公共场所控制吸烟的规定,开展吸烟危害健康、控制吸烟的健康教育,树立控烟意识,养成不在公共场所吸烟的行为习惯。加强对未成年人的烟草危害教育,严禁向未成年人销售烟草,减少青少年吸烟人群。以创建无烟单位为抓手,重点推进机关、医院、学校等单位室内控烟工作;开展酒精对健康和公共交通危害的宣传,提倡文明健康饮酒方式,控制酒精摄入量,预防和减少酒精引起的各类伤害。

❓ 想一想

社区健康促进常用工作方法有哪些?

答案解析

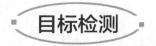目标检测

答案解析

单项选择题

1. 健康教育的核心是

    A. 帮助人们掌握基本的健康知识和技能

    B. 引导和促进人们树立自我保护意识

    C. 使人们树立健康意识,促使人们改变不健康的行为、生活方式

    D. 改善、维护和促进个人、家庭、社区的健康

    E. 为政策制定提供依据

2. 社区健康教育是以( )为教育对象

    A. 社区患者   B. 社区人群

    C. 社区个体   D. 社区家庭

    E. 社区健康人

3. 下列在社区卫生服务中具有导向作用的是

    A. 社区健康教育   B. 社区健康促进

    C. 社区健康咨询   D. 社区护理评估

    E. 社区护理评价

4. 根据行为改变的"知信行"模式,改变行为的基础是

    A. 观点   B. 知识

    C. 信念   D. 态度

    E. 目标

5. 关于健康教育与健康促进的关系,描述正确的是

    A. 健康教育包括健康促进

    B. 健康促进是健康教育的方法

C. 健康促进是健康教育的构成要素

D. 健康教育是健康促进的基础

E. 健康教育以健康促进为先导

（刁文华）

书网融合……

重点回顾　　　微课　　　习题

第三章 社区健康护理

学习目标

知识目标：

1. **掌握** 社区护理的评估内容、方法；确定诊断优先顺序的标准；社区健康档案的概念。

2. **熟悉** 社区护理诊断的形成；社区护理目标、社区护理计划的制订；社区护理评价的方法与内容；建立健康档案的服务流程及健康档案的管理。

3. **了解** 社区护理诊断与个人健康护理诊断的区别、Omaha系统；社区护理计划的实施；影响社区护理评价的因素；健康档案类型、内容及建立健康档案的原则。

技能目标：

学会运用护理程序开展社区护理工作；能运用社区、家庭、个人健康档案建立方法建立社区、家庭、个人健康档案。

素质目标：

具有关注社区整体健康的观念和严谨求实的工作作风。

📖 **导学情景**

情景描述： 红星社区，管辖8个街道，4万人口，居民以工人、市民为主。其中，初中及以下文化程度者占居民总数的51%。60岁以上者占居民总数的20%。大多数家庭经济为中低等水平。一年来35岁以上人群疾病顺位依次为：流感、高血压病、急慢性支气管、冠心病、退行性骨关节疾病、脑血管病、癌症。高血压患病率26.8%，比全国成年人高血压患病率平均水平（25.2%）高，血压控制率13.7%，肥胖率25%，成年男性吸烟率63%，盐摄入量15g/d，社区内公共文体设施少。

情景分析： 结合红星社区的整体情况，初步认为红星社区居民高血压患病率高。

讨论： 该社区存在哪些健康问题？需要优先干预的是哪个？如何根据该社区的情况制定干预计划？

学前导语： 红星社区居民高血压患病率高，应为红星社区居民进行生活方式指导，并介绍高血压病的预防和护理知识，让居民学会预防及控制高血压病的正确方法。

社区健康护理对象包括个人、家庭和社区，针对不同的护理对象在护理上各有其特点。社区健康护理是以社区为护理对象，运用护理程序，为增进和恢复社区健康而进行的一系列有目的、有计划的护理活动，包括社区护理评估、社区护理诊断、社区护理计划、社区护理实施和社区护理评价五个步骤。

第一节 社区护理程序

PPT

一、社区护理评估

社区护理评估是社区护理程序的第一步，是社区护士立足于社区，收集、记录、核实、分析、整理社区健康相关资料的过程。目的是确定社区的健康问题及健康需求，并找出导致这些问题的相关因素，为社区护理诊断和计划提供依据。

（一）社区护理评估的内容

1. 社区地理环境 社区护士在进行社区护理评估时应注意收集社区的基本情况、社区的自然环境以及人为环境资料。

（1）社区的基本情况 如所处地理位置、界线、面积、与整个大环境的关系等。

（2）社区的自然环境 如气候、温度、湿度、动植物分配，尤其要注意如是否有河流、山川，这些自然环境是否会引起洪水、泥石流，对健康或生命有无威胁，同时还应了解社区居民能否有效利用这些自然资源。

（3）社区的人为环境 社区建筑属于次生环境，如住宅、医院、工厂、加油站等，评估该环境是否会破坏自然环境，是否会对居民的生命安全、健康造成威胁；社区的生活设施分布及其便利情况；社区居民的居住条件，如房子面积、朝向、是否通风，供水、供暖是否齐全以及周边绿化情况。

2. 人口群体特征 社区的核心是人，所以人口群体特征的评估是社区评估中很重要的部分。通过了解社区人口群体特征，包括社区的人口数量、密度及人口动态变化，人口构成，人口增长趋势与流动率，人口健康状况（如疾病指标、死亡指标、人类生物与遗传因素、行为与生活方式、医疗卫生服务），重点人群分布，居民的健康行为。社区护士通过了解社区人口群体特征，能更好地了解社区、了解社区不同人群的健康需求，从而为其提供所需服务。

3. 社会系统 每个社区都是由人群所组成，人与人的互动及相互作用形成了组织，这些组织相互关联在一起，具有相似的功能，就形成了社会系统。一个完善的社区应具备卫生保健、经济、交通与安全、通讯、社会服务及福利、娱乐、教育、政治、宗教共九大社会系统。社区护士对社区进行评估时，要评估各系统健全与否、功能是否正常、能否满足居民的需求。

4. 社区资源 包括社区政策资源、社区人力资源、社区经济资源和社区机构资源。社区政策资源包括卫生投入力度、卫生资源配置及分布是否合理、相关医疗保障政策等。社区人力资源包括社区医护人员的数量、素质，建立健康档案、提供医疗、预防、保健、康复、健康教育和计划生育技术指导等服务能力。社区经济资源包括居民人均年收入，政府投入卫生经费数量、比例，医疗设备与人口比例等。社区机构资源中，社区护士应该关注社区中有哪些机构和团体，社区护士必须与社区内医疗机构及非医疗机构建立牢固、有效的合作机制。

👁 **看一看**

目前，国内最常用的社区护理模式为安德逊、麦克法林与赫尔登（Anderson，McFarlane & Helto）根据纽曼的系统模式提出的"与社区为伙伴"的概念架构，即"社区作为服务对象"（community as client）的模式。根据该模式操作，第1步是社区评估；第2步找出社区压力源和压力反应程度，从而确定护理诊断；第3步在制订护理计划时应遵循三级预防护理措施；第4步在执行时，需社区、护理对象主动参与；第5步进行社区护理的评价。该模式有两个核心内容：一是社区健康受多方面的影响；二是社区护理活动应用护理程序这一科学方法。"社区作为服务对象"模式，表明了以社区为对象的护理活动的特点。Hanchett 认为，社区群体化护理模式源于个体化护理概念，套用个体化护理知识就能明白社区群体化护理的重点，即经过全面评估找出健康问题，按评估结果为护理对象制定方案、落实执行和评价效果并继续修订实施方案直至达到预期目标。

（二）社区护理评估的方法

社区护理评估的资料主要包括客观资料和主观资料，即定量评估和定性评估相结合。社区护理评估方法有以下几种。

1. 实地考察法 又称挡风玻璃式调查，也称周游社区调查。常用于对社区一无所知、刚进入社区时，可通过自己的观察去主动收集社区的资料，了解社区的现状、居民的生活情形及健康需求等。具体做法是在社区范围内步行或者坐在车上（透过挡风玻璃），观察社区人群的生活形态、互动方式，了解地理、人文、社会、环境及经济发展状况等。

2. 重点人物访谈 社区护士通过访谈社区中重点人物来了解社区的发展过程、社区的主要健康问题及需求、居民健康观念等。社区重点人物包括各阶层非常了解社区的人。

3. 问卷调查 包括信访法和访谈法。信访法是将设计好的问卷通过纸质书信或电子方式寄给调查对象，然后进行回收整理，从而了解社区存在的健康问题。对样本量比较大，内容简单或涉及一些敏感性问题的调查可采用信访法。该法调查范围广、效率高、经济易行，但不能保证回收率。访谈法是由经过统一培训的调查员，用统一的调查问卷对调查对象进行访谈来收集资料。优点是回收率高、灵活性强、可以询问比较复杂的问题；缺点是费时、费钱，需要培训调查员，并且还可能存在调查员的偏倚。从调查质量角度看，访谈法的优点多于信访法，当样本较大、调查对象较集中的情况时一般采用访谈法。

4. 查阅文献 通过查阅各种图书资料、统计报表、社区健康档案、社区医院相关记录等资料，了解社区卫生组织机构数量和分布、居委会情况、社区人口特征及人口流动情况等。

5. 参与式观察 社区护士参与到社区居民的活动中，并有意识地对居民进行观察以了解他们的生活习惯、健康行为等。此法获取的资料较真实、深刻。

6. 社区讨论 社区护士通过讨论会的形式了解社区居民的需求及居民对社区健康问题的态度和看法，给社区居民提供发表意见和建议的机会。调查对象一般为 5 ~ 15 人，讨论时间一般为 1 ~ 2 小时。调查员应为调查对象创造一个轻松的氛围，以完成预定的调查目标，并对访谈内容做好记录。

（三）资料的整理与分析

1. 资料的复核与整理 社区护士根据一定的目的将收集的资料分类。目前，分类方法很多，可以按社区人口群体特征、社区地理环境、社会系统和社区资源等分类。其他常用的分类方法还有：按生理、心理和社会等方面来分类；按马斯洛（Maslow）的基本需要层次论分类；或按高登（Gardon）的功能性健康形态分类；还可以从现代医学普遍认为的影响人类健康的四大因素分类，包括人的生物遗传、环境、行为与生活方式及医疗卫生服务四大部分。资料整理常采用文字描述法、表格法、图形法等。

2. 资料的分析 资料分析是对已归纳和分类整理出来的资料和数据进行解释、确认和比较，分析社区存在的健康问题和影响因素，为确定社区护理诊断打下基础的过程。分析资料应遵循以下原则。

（1）去伪存真、去粗存精 资料中可能存在影响资料准确性和完整性的混杂因素，分析时要去除这些混杂因素的影响，找出本质问题。

（2）注意不同区域的横向比较和同一地区的纵向比较 尤其是当疾病的分布有地域性时，横向比较尤为必要。同时，要注意同一社区的纵向比较以了解社区的历史，看到社区的发展和不足并分析其原因。

（3）立足于护理 分析时注意所关注的问题应该是与社区健康护理相关的问题，即所关注或提出的问题应该是社区护士能够解决或干预的问题，可运用社区护理程序制订社区护理计划。

（4）立足于社区整体 分析时要着眼于社区整体的健康需求和问题，以社区环境和群体健康问题为主，而不仅仅局限于个人或家庭的健康问题。

3. 报告评估结果 将资料分析结果向社区评估小组的成员及领导、社区居民等报告，并寻求反馈。

练一练

社区护理评估的社会系统有哪些?

A. 卫生保健
B. 经济
C. 交通与安全
D. 通讯
E. 社会服务及福利

答案解析

二、社区护理诊断

社区护理诊断是对个人、家庭、群体或社区现存的或潜在的健康问题,以及与其相关原因的陈述。它反映社区或社区人群的健康状况,为社区护士选择有效的护理措施提供依据。社区护理诊断主要有健康的护理诊断、现存的护理诊断和危险的护理诊断。

(一)社区护理诊断的确定

1. 社区护理诊断的标准 社区护理诊断需根据以下标准来判断:此诊断反映出社区目前的健康状况;与社区健康需要有关的各种因素均应考虑在内;每一个诊断合乎逻辑且确切;诊断必须以现在取得的各项资料为依据。

2. 社区护理诊断的陈述 社区护理诊断一般包括三个要素(PES),即健康问题(problem)、相关因素(etiology)、症状和体征(signs and symptoms)。完整的社区护理诊断应采用三段式陈述法,即PES。但在实际工作中,有的诊断不一定三个要素都陈述。常用的陈述方式有:一段式陈述法(P)、二段式陈述法(PE,SE)和三段式陈述法(PES)三种。

(1)一段式陈述法 只有问题,而没有原因和相关因素,多用于健康的社区护理诊断的陈述,如:社区儿童营养状况良好(P)、寻求健康行为(P)等。

(2)二段式陈述法 多用于潜在的社区健康问题的陈述,社区健康问题或症状和体征为社区护理诊断的第一部分,原因为第二部分,两部分之间常用"与……有关"连接。如:社区老人缺乏照顾(P)与社区缺乏养老机构、空巢老人较多(E)有关;儿童缺乏照顾(P)与其父母缺乏育婴知识(E)有关。

(3)三段式陈述法 多用于陈述现存的社区健康问题,如:从学生艾滋病知识测试成绩不理想(S)确定学生艾滋病知识缺乏(P)与学校未开设相关课程/自己不够重视有关(E)。

(二)优先顺序的确定

1. 确定优先顺序的原则

(1)重要性 该项目能反映社区存在的最重要的健康问题,反映群众最关心的健康需求。

(2)可预防性 即已有有效预防健康受损或防控危险因素的方法。

(3)有效性 指通过护理干预能改善健康状况或控制危险因素,如降低发病率、死亡率。此外还包括社会效益,直接或间接地增加收益。

(4)可行性 指所采取的措施切合实际,实施的条件具备,已有可供利用的人力和物力资源等。

2. 确定优先顺序的方法 确定优先顺序可采用三级排序法,即根据对居民健康威胁程度的大小进行排序为首优诊断、中优诊断和次优诊断;也可以按照 Muecke 与 Stanhope & Lancaster 提出的优先顺序和量化准则:①社区居民对问题的了解程度;②社区解决问题的动机;③问题的严重程度;④社区中可利用的资源;⑤预防的效果;⑥社区护士解决问题的能力;⑦健康政策与目标;⑧解决问题的快速性与其持续的效果。Muecke 评定表(表3-1)采取0~2分的标准进行评定(0表示不太重要,不需要优先处理；1 表示有些重要，可以处理；2 表示非常重要，必须优先处理）。Stanhope & Lancaster 评定表（表 3 - 2）采用 1 ~ 10 分的标准进行评定，所得综合分数越高者，越是急需解决的问题。

表 3 - 1 Muecke 评定表护理诊断优先顺序确定方法

社区诊断准则	社区对问题的了解	社区动机	问题的严重性	可利用的资源	预防效果	护士能力	政策	快速性及持续效果	总和
预防性的行为不足（乳腺癌筛检）	1	0	2	1	2	2	2	2	12
儿童龋齿预防知识缺乏	2	1	1	1	1	2	0	0	8
发生火灾的可能性	0	0	2	1	2	1	2	2	10

表 3 - 2 Stanhope & Lancaster 评定表护理诊断优先顺序确定方法

准则比重诊断	社区对问题的了解		社区动机		问题的严重性		可利用的资源		预防效果		护理人员能力		政策		快速性及持续效果		总和
	比重	资源	比重	资源	比重	资源	比重	资源	比重	资源	比重	资源	比重	资源	比重	资源	
预防性的行为不足（乳腺癌筛检）	2	6	1	5	5	8	5	8	5	10	10	10	10	10	10	10	505
儿童龋齿预防知识缺乏	9	2	1	1	3	6	5	10	4	6	10	5	5	1	4	5	236
发生火灾的可能性	3	6	2	4	10	10	10	10	10	10	2	2	2	3	10	5	386

（三）Omaha 系统及其应用

1. 奥马哈（Omaha）系统 Omaha 系统是根据社区护士的护理实践而发展的社区护理分类系统，该系统为美国护士协会的十二种标准化护理语言之一，包括护理诊断（问题）分类系统、干预分类系统和结果评定系统三部分。Omaha 系统将护理（诊断）问题分为环境、心理社会、生理和健康相关行为 4 个领域，共有 44 个诊断（表 3 - 3）。干预分类系统配合护理（诊断）问题分类系统使用，为社区护士提供了一个系统性的工具，使其计划和干预能有标准化的语言，利于护理人员间的沟通。干预分类系统包含 4 个类别，即健康教育、指导和咨询、治疗和程序、个案管理和监测，具体见表 3 - 4。结果评定系统以 5 分记分法测量护理对象在护理过程中的表现，包括知识、行为和症状体征 3 个方面。结果评定系统（表 3 - 5）可帮助护士确定问题的严重程度和优先顺序，也可反映护理的进展情况，作为评定护理质量的参考。

表 3 - 3 护理诊断（问题）分类系统

领域	护理问题分类
环境	收入、卫生、住宅、邻居/工作场所的安全、其他
心理社会	与社区资源的联系、社会接触、角色改变、人际关系、哀伤、精神压力、情绪稳定性、照顾、虐待儿童/成人、忽略儿童/成人、生长与发育、其他
生理	听觉、视觉、说话与语言、咀嚼、认知、疼痛、意识、皮肤、神经、运动、呼吸、循环、消化、排便、生殖泌尿、产前产后、其他
健康相关行为	营养、睡眠与休息型态、身体活动、个人卫生、物质滥用、健康指导、家庭计划、处方用药、特殊护理技术、其他

表3-4 干预分类系统

项目	内容
类别	健康教育、指导和咨询；治疗和程序；个案管理和监测
目标	解剖/生理、行为纠正、膀胱功能训练、照顾和为人父母、长期卧床护理、沟通、应对技巧、日间照顾、管教、伤口护理、职业、教育、环境、运动、与他人情感交流、家庭计划、喂养方式、财务、食物、行走训练和康复、生长和发育、家务管理和居住环境、人际关系、检验结果、医疗照顾、药物作用和不良反应、用药管理、协助用药、身体活动、辅助性护理活动、相关法规、营养、营养咨询、造瘘口护理、个人照顾、其他社会资源、体位、康复、放松和呼吸技巧、睡眠和休息、安全、筛选、受伤护理、精神和情绪的症状、体征、皮肤护理、社会福利和咨询、化验标本收集、精神护理、促进身心的活动、压力管理、物质滥用、促进健康、医疗设备、医疗器材、支持团体、交通运送、其他

表3-5 结果评定系统

概念	含义	1分	2分	3分	4分	5分
知识	个案记忆与理解信息的能力	完全没有知识	具有一点知识	具有基本的知识	认知适当	认知良好
行为	个案表现出的可被观察的反应或行为	完全不适当的行为	有一些适当的行为	不是非常一致的行为	通常是合适的行为	一致且合适的行为
症状、体征	个案表现出的症状、体征	非常严重	严重	一般	很少	没有

2. Omaha 系统使用步骤 为便于社区护士实施和管理，Omaha 系统已发展出一整套的电脑化记录系统。其基本步骤包括：①建立个案记录。②以护理诊断（问题）分类系统作为评估及收集资料的指南，并输入资料库。③根据资料列出护理诊断。④以结果评定系统确定优先顺序。⑤综合出一份以问题为导向的护理计划，采取护理干预分类系统提出的建议，执行护理措施，并随时修正护理计划。⑥根据计划，为个案实施护理。⑦评定护理质量。

? 想一想

Omaha 系统在我国社区护理中应用的可行性？

答案解析

三、社区护理计划、实施与评价

（一）社区护理计划的制定

社区护理计划是一种由多方合作，合理利用资源、体现优先顺序的行动方案，是社区护士根据确定的社区健康问题，制订相应的活动目标和具体实施方案的过程。具体包括以下几个步骤。

1. 制订社区护理目标

（1）社区护理目标的分类 护理目标可分为长期目标和短期目标。长期目标又称为宏观目标、总体目标，一般需要较长时间，是期望达到的最终结果；短期目标又称具体目标，指在相对较短的时间内要达到的目标。有时长期目标中期望的结果往往需要一系列短期目标才能更好地实现，一系列的短期目标不仅可以使社区护士分清各阶段的任务，也可以因短期目标的逐步实现而增加对象达到长期目标的信心。长期目标和短期目标在时间上没有明显分界，有些计划可能只有短期目标或长期目标，有些则同时具有长、短期目标。一个社区护理计划可有多个目标。每个目标均应做到 SMART（specific, measurable, attainable, relevant, timely），即特定的、可测量的、可达到的、相关的、有时间期限的。

（2）社区护理目标的陈述 社区护理目标的内容一般包含"4W1H"，Who—参与者、What—参与者的任务、When—执行时间、Where—地点及 How—执行的方法。陈述形式可以"主语＋谓语＋行为标准＋状语"的形式。主语是指服务对象、部分服务对象或与服务对象有关的因素。谓语是指主语要完成的行动，即实施社区护理活动后服务对象预期要达到的结果，可以是知识的增长、行为的改变、功能的改进或情绪稳定等。行为标准是指完成行动的条件，用来解释在何种情况下、何时完成行动。如在"2周内婴儿家长能够掌握婴儿抚触的技巧"，在这个社区护理目标中，"婴儿家长"为目标的主语，"能够掌握"为目标的谓语，"婴儿抚触的技巧"是宾语，为目标的行为标准，"2周内"为目标的时间状语。

（3）社区护理目标陈述的注意事项 ①应针对提出的护理诊断（问题）陈述，简单明了。②陈述中要包括具体的评价日期和时间。③一个护理诊断可制订多个目标，但是一个目标只针对一个护理诊断。④可以使用长期目标与短期目标相结合的方法，实施起来更有针对性。⑤陈述时，使用可测量或可观察到的词汇，避免使用一些含糊不清的词语。

2. 制订护理干预措施 制订社区护理实施计划时应首先确定目标人群、社区护理计划实施领导小组和工作小组、达到目标的最佳干预策略以及可利用的资源等，然后在反复评价和修改的基础上制订。社区护理计划实施措施的制订需要社区护士与个人、家庭或群体协商，选择合适的、具体的实施措施。常用的社区护理干预措施有以下几项。

（1）评估性措施 评估是保证护理措施安全有效实施的关键。社区护士在执行护理活动前、执行护理活动过程中以及完成护理活动后，必须评估该活动是否安全适当。

（2）教育性措施 健康教育是一种特定的护理活动。健康教育既可以是某项护理措施的一部分，也可以作为一个独立的、完整的护理措施而存在。通过健康教育可加深人们对问题的认识。

（3）预防、治疗、康复性措施 是护理干预措施的重要内容。

3. 写出书面护理计划 为保证护理实施的顺利进行，社区护士最好能拟定一个社区护理计划表，以指导护理实施，同时便于评价（表3-6）。

表3-6 社区护理计划表

护理问题：
一般目标：

相关因素	具体目标	实施计划				评价计划	
		实施内容	执行者	时间	场所	评价标准	评价方法

（二）社区护理计划的实施

社区护理计划的实施是指建立社区护理计划以后，社区护士根据计划的要求和具体措施开展护理实践活动。在实施计划过程中，不仅仅是按计划执行护理操作，更重要的是引导、帮助和组织社区居民主动参与到社区护理实施中来，与其他医务人员和社区居民合作，以使每项措施得以完成。

1. 明确任务 在计划实施前，社区护士和护理对象都要明确所要进行的活动，明确服务的参与者和服务的时间、地点、方法、预期结果及各自的责任。

2. 营造氛围 为护理对象营造一种安全舒适的氛围，考虑计划实施地点、环境室温、设备等。实施者是否已明确服务方法、预期结果；社区居民的健康意识是否已被唤起。

3. 完成计划 与其他人员分工合作，共同完成护理计划。在实施过程中，有时会出现一些障碍因素，社区护士要善于观察和思考，充分利用自己的智慧、专业知识和技能，随机应变，及时发现和处理计划实施过程中出现的各种问题和困难，使计划中的干预措施都能得到贯彻落实。

4. 记录护理实施情况 及时、如实、准确地记录护理计划实施情况，服务对象的反应，以及目前存在的问题是否解决。记录格式常采用PIO（problem, intervention, outcome）格式，也就是"问题+

护理措施＋结果"的书写格式。详细的记录也为最终的评价提供了原始资料；为护理、教学和科研工作提供重要依据；可作为证明文件，提供法律上的依据；还可作为收取费用的依据。

5. 实施工作注意事项 早期社区居民往往是社区护理服务的被动接受者；后期，社区居民大多变为护理计划实施过程中的主动参与者。实施过程应注意以下几点。

（1）建立组织团队 成立多部门领导小组和工作小组。实施项目的领导小组需根据工作所涉及的范围和部门来确定。工作小组成员为社区医护专业技术人员等。

（2）制订实施进度表 实施进度表是项目管理的有力工具。在社区护理干预工作启动以后，各项措施和任务都应按进度表有条不紊地进行，逐步实现工作目标。

（3）人员培训 除了对社区医护人员及相关人员进行系统的培训外，更多的是针对解决特定的社区健康问题的人员进行培训。培训准备工作通常包括：制订培训计划、确定学员、落实师资、准备教材、设计培训方法、落实教学场所和设施。

（4）质量监控 是指利用一系列方法来保证实施过程的质量。方法包括记录与报告、定期召开例会、现场督导、审计等。

（5）设备物件与宣传材料 实施工作需要有一定的物质条件支持，如多媒体教室投影仪、演示模型等。这些设备物件可以来源于多种渠道，有些直接来源于执行机构，有些则需要项目经费购置，还有些可以从有关单位借用租用。宣传材料有印刷材料和视听材料两种，根据目标人群的特点有针对性地制作、发放以传递健康信息。

（三）社区护理评价

社区护理评价是社区护理程序的最后一个步骤，也是下一个护理程序的开始。评价是对一项工作的全面检查、总结和评估，是对预期目标已经达到的程度和护理工作取得的结果的客观判断，是总结经验、吸取教训、改进工作的系统化措施。评价并不意味着护理程序的终止。当目标未达到时，社区护士需要对原因进行分析，并且对社区重新进行评估，从而形成护理程序新循环。社区护理评价是一个持续进行的过程，应贯穿于护理程序中的每一步。常见的评价形式包括过程评价和结果评价。

1. 评价的类型 评价分为过程评价和结果评价。

（1）过程评价 是对护理程序的各个阶段进行评价。各阶段评价的内容包括：①社区护理评估阶段。收集的资料是否可靠、收集资料的方法是否恰当、是否涵盖社区护理对象的健康问题、能否反映现实情况等。②社区护理诊断阶段。社区护理诊断是否反映社区居民的健康问题，原因或相关因素是否明确，所确定的诊断是否为社区护理措施所能解决等。③社区护理计划阶段。目标是否以护理对象为中心，是否明确具体，护理措施是否考虑有效利用社区资源，是否具体可行，护理计划有无社区居民的参与和制订等。④社区护理实施阶段。是否严格执行护理计划，护理对象是否确实获得所需要的支持和帮助，是否按预期目标所规定的时间进行，是否花费最少的人力、物力和财力，是否如实记录了护理对象对护理措施的反应等。⑤社区护理评价阶段。是否制定社区护理评价标准，对评价过程中发现的问题是否及时修正，评价是否由护理对象、社区护士和其他相关人员共同参与，评价是否实事求是等。

（2）结果评价 是对计划项目实施情况所达到的目标和指标的评价。在服务对象经过各项按计划的护理后，针对护理活动的近期和远期效果进行评价。评价的结果决定原有计划是否继续、停止、排除和修订。

2. 社区护理评价内容 Stanhope & Lancaster（2004）提出了7个方面的评价内容。

（1）对干预计划的整体评价 要评价护理计划的合理性，重新考虑干预计划各阶段的适合性，评价整个干预计划的实施缓解或解决了多少相关的问题。

（2）对干预活动的力度　评价干预活动的力度能缓解或解决对象群体的健康需求，能否改善对象群体的健康状况。

（3）干预活动的进展　查看干预活动的进展记录，包括活动的种类、举办次数、参与者数量、举办地点。

（4）费用开支计算　每次活动的开支，应思考是否存在既能减低开支又能达到预期效果的其他方法。

（5）干预计划的效果　从资源开支角度思考是否有其他较节俭的干预方法；从生产成本的角度思考，如每个患者的费用；从患者所得益处角度思考护理干预行动对患者的真实益处；从患者角度思考，如患者对服务的满意度。

（6）干预计划对有关群体的长远影响　在干预计划实施期间不断评估有关群体的健康状况，如发病率、死亡率和其他健康指标。

（7）干预计划的持久性　监测干预计划的财政状况和人员的流动情况。

3. 社区护理评价的指标

（1）社区居民的群体健康指标　包括社区居民就诊率、慢性病的管理率、疫苗接种率、传染病隔离消毒率、疫点及时处理率、老年人定期健康检查率、高危孕产妇系统管理覆盖率、0～6岁儿童系统管理覆盖率、社区居民健康知识知晓率、健康行为形成率，转诊患者、残疾人、院外精神病患者的康复指导率，各年龄发病率、患病率和死亡率的变化等。

（2）社区卫生服务满意度的评价指标　包括社区居民对社区护理服务的满意度、服务态度的满意度以及对社区护理服务价格的满意度等，同时也包括社区护士对本人工作内容的满意度。

（3）社区卫生资源的评价指标　包括社区卫生服务中心（站）的数量、人员配备情况、人均卫生服务经费、社区卫生服务专项经费等。

（4）社区卫生服务影响力评价指标　社区卫生服务影响力是反映社区健康护理服务对社区居民健康水平和居民健康质量带来的社会效益，可从效益的持久性、影响程度和受益人群的广泛性来判断。

第二节　社区健康档案建立与应用

PPT

健康档案是医疗卫生机构为城乡居民提供医疗卫生服务过程的规范记录，是以居民个人健康为核心，贯穿整个生命过程、涵盖各种健康相关因素的系统化文件记录。居民健康档案是国家基本公共卫生服务项目之一，是社区卫生服务工作的一项重要内容，也是居民享有均等化公共卫生服务的具体体现。建立科学、完整的健康档案是社区卫生机构了解社区、家庭和个人的健康状况及健康相关因素，为居民提供连续、综合、适宜、价格适宜的基本医疗服务的保证，同时也为各级政府及卫生行政部门制定卫生政策提供了重要参考依据。居民健康档案主要以辖区内常住居民，包括居住半年以上的户籍及非户籍居民，以0～6岁儿童、孕产妇、老年人、慢性病患者和重性精神疾病患者等人群为重点。

一、建立社区健康档案的目的和作用

（一）目的

建立社区健康档案可以使社区医护人员较全面地认识社区居民健康状况、社区家庭健康状况和社区卫生资源利用状况，帮助社区医护人员动态掌握社区居民现存的或潜在的健康问题，便于有针对性地实施社区健康干预。

（二）作用

1. 掌握信息 社区护士的服务对象是社区全体居民，通过建立健康档案，能够全面系统地了解居民的健康问题和健康需求及其发生和发展的相关背景，合理利用社区卫生服务的人力、物力及财力资源，使居住地点分散的居民获得持续的、科学的、便利的卫生服务，从而为社区居民提供高质量的、连续性的医疗保健服务，满足居民对社区卫生服务的需求。电子健康档案（EHR）的建立和发展，是社区护士掌握居民基本情况和健康状态的重要手段。

2. 教学科研 利用全面、系统的社区健康档案，可用于全科医学和社区护理学的教学中，有利于培养学生的临床思维能力；也可用于社区卫生服务人员继续教育的相关培训中，提高社区卫生服务人员的业务能力。此外，随着电子健康档案的建立，可将诊疗规范、临床路径、医疗管理与质量管理等进行一体化、智能化设计，为循证医学、数据挖掘和科研分析提供有效的依据。

3. 监管决策 健康档案的区域卫生信息平台的建立，可以帮助卫生管理部门客观评价居民的健康水平、医疗费用负担以及卫生服务工作的质量。健康档案可向基层社区卫生服务机构和上级行政管理部门提供居民对各种卫生服务的利用信息，以分析居民健康需求的满足情况。同时，通过对基层卫生机构信息的整理和分析，可为政府对公共卫生的投入提供依据，并为社区卫生政策方针的制定提供参考。另外，完善的记录资料，还可为处理法律纠纷提供重要依据。健康档案的原始记录，具有公正、客观、系统和完整等特点，成为基层卫生服务领域内重要的医疗法律文书，应以严谨的态度，真实进行记录。

4. 自我保健 居民可以通过身份安全认证、授权查阅自己的健康档案，系统完整地了解自己不同人生阶段的健康状况和卫生服务利用情况，接受医疗卫生机构的健康咨询和指导，提高自我预防保健意识和主动识别健康危险因素的能力。

5. 绩效评价 为评价社区卫生服务质量和技术水平提供依据，系统的健康档案能够反映居民获取社区卫生服务数量和质量的情况，可以作为全科医师和社区护士、个体、全科医护团队或者区域社区卫生机构服务评价或绩效考核的数据采集来源。

二、社区健康档案的内容

社区居民健康档案是对社区整体进行评价，根据档案主体，可分为：个人健康档案、家庭健康档案和社区健康档案三种类型。其中个人健康档案应用最广泛，使用价值也最高。卫生服务机构要以家庭为单位统一，建立居民的个人健康档案，同时获得家庭相关信息，直至收集到整个社区的信息。根据档案记录形式，健康档案可以分为纸质健康档案和电子健康档案。

（一）个人健康档案

是以居民个人健康为中心，动态记录人的生命全过程各种健康相关信息的系统性文件。个人健康档案内容丰富，包括个人基本信息、健康体检、重点人群健康管理记录和其他医疗卫生服务记录。我国居民个人健康档案包括以下部分。

1. 居民健康档案封面 封面须填写编号、姓名、现住址、户籍住址、联系电话、乡镇（街道）名称、村（居）委会名称、建档单位、建档人、责任医生、建档日期等基本健康信息。

2. 个人基本信息表

（1）人口学资料 包括姓名、年龄、性别、民族、教育程度、婚姻状况、经济状况、出生日期、身份证号、血型、职业、工作单位、本人联系电话、联系人姓名、联系人电话、常住类型、医疗费用支付方式等。

（2）既往史和家族史 既往所患疾病及治疗情况、外伤史、手术史、输血史、残疾情况和家庭成员主要疾病、遗传病史等。

（3）生活环境 农村地区在建立居民健康档案时，需根据实际情况选择填写厨房排风设施、燃料类型、饮水等。

3. 健康体检表 包括一般健康检查、生活方式、健康状况及其疾病用药情况、健康评价等。

4. 重点人群健康管理记录表 包括国家基本公共卫生服务项目要求的 0~6 岁儿童、孕产妇、老年人、慢性病（高血压和 2 型糖尿病患者）和严重精神疾病患者、肺结核患者等各类重点人群的健康管理记录。

5. 其他医疗卫生服务记录表 包括上述记录之外的其他接诊、转诊、会诊记录表等。

6. 居民健康档案信息卡 正面为居民简要基本信息，反面为家庭地址及电话、紧急联系人及电话、建档机构及电话、责任医师或护士及电话。信息卡必须根据居民信息如实填写，并与健康档案对应项目的填写内容一致。

（二）家庭健康档案

家庭健康档案是对家庭基本情况及家庭健康状况的记录，是以家庭为单位开展社区卫生服务的重要参考资料。其内容包括家庭基本资料、家庭评估资料、家庭主要健康问题、家庭成员健康记录等内容。每一个家庭成员都有个人的健康档案，其内容同个人健康档案。

1. 家庭基本资料 通常置于家庭健康档案首页，包括家庭住址、家庭成员人数及每个家庭成员的基本资料及经济状况、居住环境、厨房、卫生设施、家用设施等情况。

2. 家庭评估资料 包括家庭结构、家庭功能、家庭生活周期、家庭内外资源、家庭压力和家庭危机等内容。目前应用较广泛的家庭评估方法和工具有家系图、家庭生活周期、APGAR 家庭功能评估表及"PRACTICE"模型等。

3. 家庭主要健康问题 家庭主要健康问题目录主要记录家庭生活周期各阶段的重大生活事件其他危机问题。

（三）社区健康档案

社区健康档案是记录社区健康问题、评估社区特征及健康需求的系统性资料。社区健康档案以社区为服务主体，通过社区卫生资源、社区主要健康问题、社区居民健康状况，使社区医务人员从整体上去把握社区的基本情况，以社区为导向，为社区居民提供整体性、协调性的医疗卫生服务，全国尚未有统一范本，但内容一般包括社区基本资料、社区卫生服务资源、社区卫生服务状况、社区居民健康状况。

1. 社区基本资料 包括自然环境、人口学资料、社区经济状况和组织状况、社区动员潜力等。

2. 社区卫生服务资源

（1）社区卫生服务机构 是指社区卫生服务机构及社区卫生人力资源状况。能为居民提供卫生保健服务的机构主要有医院、妇幼保健院、疾病控制中心、社区卫生服务中心（站）等机构。社区健康档案中应详细记录每个机构的服务范围、服务项目和地点，这对于社区患者的双向转诊、会诊等工作的开展具有重要意义。

（2）社区卫生人力资源状况 记录本社区卫生服务人员的数量、年龄结构、职称结构和专业结构等。

3. 社区卫生服务状况

（1）家庭访视情况 包括一定时期内（通常为 1 年）家庭访视的人次、家庭访视的原因、家庭访视的问题分类及处理情况等。

（2）门诊利用情况 包括一定时期内（通常为 1 年）辖区内所有医疗机构年门诊人次数、门诊常见健康问题及构成、门诊疾病的种类及构成等。

（3）转会诊情况 包括转会诊率、会诊疾病种类及构成、转诊单位及转诊率等。

（4）住院情况　包括一定时期内（通常为 1 年）患者的住院率、平均住院时间、住院患者患病种类及构成等。

4. 社区居民健康状况

（1）社区人口数量及构成　社区医务工作者可以到当地派出所、居委会、村委会获得辖区内的人口数量。人口构成中最基本的是人口的性别和年龄构成，通常利用人口金字塔的形式表示。

（2）社区死亡资料　包括死亡率、死亡顺位、死亡原因构成等。

（3）社区居民患病资料　包括一定期间内（通常为一年）的发病率、患病率、社区疾病谱及社区疾病的年龄、性别分布和职业分布等。

（4）社区流行病、传染病的流行与监控情况。

（5）社区居民健康危险因素评估分析　常利用表格的形式，对社区居民生活压力事件、不良饮食习惯、获得医疗卫生服务的障碍因素等进行评估，也可以专门针对社区某部分整体，如冠心病患者进行健康危险因素评估。

三、社区健康档案的建立、管理与使用

（一）健康档案的建立

1. 建档方式　目前社区健康档案建档方式主要有两种：个别建档和普遍建档。个别建档是辖区居民到乡镇卫生院、村卫生室、社区卫生服务中心（站）接受服务时，由医务人员负责为其建立居民健康档案，并根据其主要健康问题和服务提供情况填写相应记录。普遍建档是通过入户服务（调查）、疾病筛查、健康体检等多种方式，由乡镇卫生院、村卫生室、社区卫生服务中心（站）组织医务人员为居民建立健康档案，并根据主要健康问题和服务情况填写相应记录。

2. 建立原则　建立居民健康档案应当遵守完善性、前瞻性、动态性、客观性和准确性以及保密性原则。

（二）健康档案的管理

1. 健康档案管理制度的健全　为了使社区健康档案完整地反映个体、家庭和社区的健康状况，建立健全社区健康档案相关制度就显得十分重要。卫生部门要制订居民健康档案的调取、查阅、记录、存放等制度，加强对建立健康档案工作的监督管理。近年来卫生部门制定的《城乡居民健康档案服务规范》《关于规范城乡居民健康档案管理的指导意见》，对居民健康档案管理流程做出了明确规定。居民健康档案管理流程见图 3-1。

2. 加强督导考核力度　卫生部门定期对各地建档工作情况进行监督，对工作的完成度、档案的完整度和准确度进行评价，将健康档案建立的数量、质量和居民满意度纳入考核范围，科学核定建立健康档案经费补助标准等。建立健康档案管理考核指标有：

（1）健康档案建档率 = 建档人数/辖区内常住居民数 ×100%。

（2）健康档案合格率 = 填写合格的档案份数/抽查档案总份数 ×100%。

（3）健康档案使用率 = 抽查档案中有动态记录的档案份数/抽查档案总份数 ×100%。（有动态记录的档案是指一年内有符合各类服务规范要求的相关服务记录的健康档案）

（4）健康档案真实率 = 抽查档案中内容真实的档案份数/抽查档案总份数 ×100%。

3. 做好纸质健康档案的管理与维护　社区卫生服务中心（站）负责建立居民健康档案及档案终身保管工作，健康档案在使用过程中要注意信息安全管理，保护服务对象的个人隐私。

4. 健康档案的信息化管理　居民健康档案应用标准化电子信息平台，在网络远端上就可直接查阅，随时存取健康档案。可实现不同医疗卫生机构之间健康信息资源共享，避免了社区卫生服务机构和行

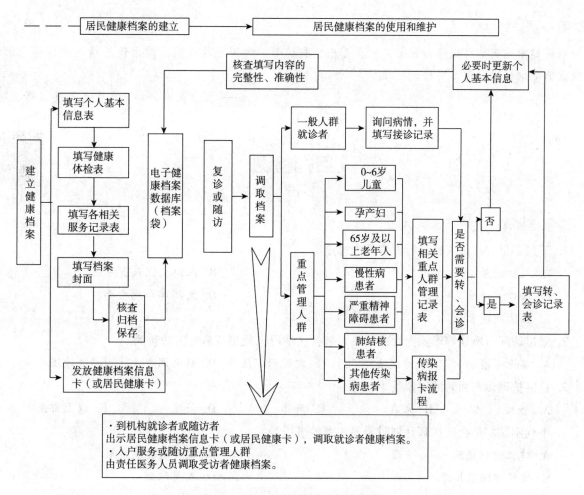

图 3-1 居民健康档案管理流程图

政管理部门重复记录资料的现状，有效地提高了工作效率。各地区在建立、开发信息平台过程中应遵循国家卫生健康委员会的相关标准，逐步实现电子健康档案信息系统与新农合、城镇基本医疗保险等医疗保障系统相衔接，实现与各医疗卫生机构间数据连接和信息互通，实现居民跨机构、跨地域就医行为的信息共享。同时各部门在使用电子信息平台时，医务人员应进行培训，了解自己在系统使用中的角色、权限和注意事项、使用方法，保证信息录入的完整性和准确性。为确保系统和网络的正常运转，保证信息的安全，应配备专职人员对信息平台进行管理和维护。

（三）健康档案的使用

1. 档案的调取与更新 已建档居民到乡镇卫生院、村卫生室、社区卫生服务中心（站）复诊时，携带居民健康档案信息卡或居民健康卡，在调取其健康档案后，由接诊医生根据复诊情况，及时更新补充相应记录或内容，使用后存放保存。入户开展医疗卫生服务时，应事先查阅服务对象的健康档案，并携带相应表单，在服务过程中记录、补充相应的内容。已经建立电子健康档案信息系统的机构，应同时更新电子健康档案。

2. 做好会诊转诊记录 对于需要转诊、会诊的服务对象，由接诊医生填写转诊、会诊记录。

3. 统一汇总、及时归档 所有的服务记录由责任医护人员或档案管理人员统一汇总、及时归档。

👁 **看一看**

居民健康档案的终止缘由包括死亡、迁出、失访等，均需记录日期。对于迁出辖区的还要记录迁往地点的基本情况、档案交接记录等。

——国家基本公共卫生服务规范（第三版）

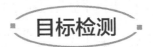 **目标检测**

答案解析

单项选择题

1. 下列不是对社区人群进行评估的内容是

    A. 人口数量   B. 人口文化教育程度

    C. 人口流动情况   D. 发病率和死亡率

    E. 社区地理位置

2. 通过访问、座谈等形式向社区居民了解社区情况，收集资料的方法称为

    A. 实地考察法   B. 访谈法   C. 文献研究法   D. 社会调查法   E. 统计法

3. 社区护理诊断面对的对象是

    A. 个人   B. 家庭   C. 群体   D. 社区   E. 以上都是

4. 下列不是实施社区护理计划时需要注意的事项是

    A. 建立组织团队   B. 制定实施进度表

    C. 按轻重缓急排序   D. 人员培训

    E. 质量监控

5. 在社区护理程序的应用中，如果最后评价护理目标没有完全实现，原因可能是在

    A. 评估   B. 诊断   C. 计划   D. 实施   E. 上述都有可能

6. 健康档案的种类不包括

    A. 个人健康档案   B. 个人电子健康档案

    C. 家庭健康档案   D. 电子病历

    E. 社区健康档案

7. 个人健康档案内容不包括

    A. 个人基本情况   B. 健康体检

    C. 重点人群健康管理记录   D. 其他医疗卫生服务记录

    E. 卫生监督协管信息报告登记

8. 制定护理目标的内容不包括

    A. who——参与者   B. what——参与者的任务

    C. when——执行时间   D. where——地点

    E. why——执行原因

9. 制定护理目标的原则不包括

    A. 可实现的   B. 可观察的   C. 可测量的   D. 没有期限的   E. 有期限的

10. 以下关于健康档案管理的做法正确的是

    A. 档案为基层卫生机构的医疗文件，所有医护人员均可随时调取档案

B. 档案的建立只能采取入户的方式

C. 档案以家庭为单位，未婚者不需要建立

D. 档案内容涉及隐私，医护人员不得随意泄露

E. 档案必须同时拥有电子档案和纸质档案两种

（连剑娟）

书网融合……

重点回顾　　习题

第四章　社区家庭护理

学习目标

知识目标：

1. 掌握　家庭的外部结构和内部结构；家庭访视的类型和程序。

2. 熟悉　家庭功能；家庭生活周期与发展任务及其护理保健要点；健康家庭的概念，家庭对健康的影响；家庭健康评估的常用方法；家庭访视和居家护理的服务对象。

3. 了解　家庭、家庭健康护理、家庭访视及居家护理的定义。

技能目标：

能运用适当的家庭健康护理方法，通过家庭访视、居家护理，依照护理程序帮助解决家庭健康问题。

素质目标：

具有能够以家庭为中心、团队精神、人际沟通技巧、人文关怀和独立解决问题的能力。

导学情景

情景描述： 一天，45 岁的李阿姨来社区卫生服务站测量血压，社区王护士为李阿姨测得血压为 150/95mmHg，询问李阿姨近况时得知，李阿姨与其 17 岁上高三的女儿因早恋问题正闹矛盾，李阿姨夫妻俩担心女儿早恋会影响高考，非常焦虑。

情景分析： 结合血压值及其表现，初步诊断为高血压。

讨论： 1. 社区王护士对该家庭进行评估，并分析该家庭属于哪种类型？处于 Duvall 家庭生活周期的哪个阶段？

2. 该家庭的护理保健要点是什么？

学前导语： 应为李阿姨提供家庭健康相关的护理保健知识，为李阿姨提供健康帮助及正确处理方法。

第一节　家庭与家庭健康 🅔音频

PPT

一、概述

家庭作为社会的基本组成单位，是个人生活的场所，也是社区护理服务的基本单位。家庭健康关系到个人和社区的整体健康。社区护士作为社区居民健康的守护者，需要掌握社区每个家庭的特点，充分利用家庭资源，通过适当的家庭健康护理方法，维护和促进家庭的整体健康。

（一）家庭的概念

由于受到不同历史环境和不同文化思想的影响，在不同的社会发展阶段，人们对家庭的界定有所不同。总体可分为传统意义的家庭和现代意义的家庭。传统意义的家庭是指由婚姻、血缘或收养关系联系在一起的，两个或多个人所组成的社会生活基本单位。随着社会的发展，出现了许多新的家庭类型，如同居家庭、同性恋家庭、群居家庭等，超出了传统意义的家庭界定。因此，现代意义的家庭是家庭成员共同生活和彼此依赖的场所，通过婚姻、血缘、供养、情感或承诺关系联系在一起，家庭成员共同努力达到生活目标和满足需要，是构成社会的基本单位。包括一个人组成的特殊家庭，如单身家庭，也包括多个朋友组成的具有家庭功能的家庭，如群居家庭。情感关系是现代家庭关系的本质和核心。

（二）家庭结构

家庭结构是指家庭的组成及家庭成员之间的相互关系，包括家庭外部结构和家庭内部结构。家庭外部结构是指家庭的人口结构，即家庭类型，分为婚姻家庭、单亲家庭和非婚姻家庭三类；家庭内部结构是指家庭成员间的互动行为，包括家庭角色、家庭权力、家庭沟通方式和家庭价值观。

1. 家庭外部结构——家庭类型　家庭类型按婚姻状况分为三类。

（1）婚姻家庭　指被法律认可的存在至少一对婚姻关系的家庭，主要包括核心家庭、主干家庭、联合家庭和其他婚姻家庭四种类型。

①核心家庭：指由一对父母及其未婚子女组成的家庭，也包括养父母与养子女组成的家庭，以及无子女的夫妇家庭。现代社会中核心家庭已成为主要类型，如常见的三口之家等。核心家庭的特点是：规模小、人数少、结构简单、关系单纯而稳定，但可利用的家庭资源较少，具有亲密和脆弱的双重性；核心家庭内部通常只有一个权力和活动中心，便于决策和迁移。

②主干家庭：指由一对夫妻同其父母、未婚子女（或无子女）或未婚兄弟姐妹所构成的家庭。即纵向至少有两对或两对以上的夫妻。老人为帮夫妻俩照看孙子女而共同居住即属于此类型。主干家庭的特点是：人数多、结构复杂、关系繁多，家庭功能受多重关系影响，可利用的家庭内外资源多，当家庭遇到危机时，有利于克服危机；主干家庭通常有一个核心的权力和活动中心，另有一个次中心共存。

③联合家庭：指由至少两对或两对以上同代夫妇及其未婚或已婚子女组成的家庭，包括由父母及其两对以上已婚子女、孙子女居住在一起的家庭，或者由两对以上的已婚兄弟姐妹及其子女组成的家庭。即横向至少有两对或两对以上的夫妻。过去北京四合院或某些农村家庭房屋较多，兄弟姐妹结婚后共同居住在一起即属于此类型。联合家庭的特点与主干家庭基本相同，有时关系更复杂；联合家庭同时存在几个权力和活动中心，因此其结构相对松散且不稳定，当各个权力和活动中心持不同看法和观点的时候，较难达成一致的决定。

主干家庭与联合家庭又称为扩展家庭。

④其他婚姻家庭：指虽为婚姻家庭，但家庭正处于某些特殊时期或分类的侧重点不同，包括双职工家庭、夫妻分居家庭、丈夫或妻子离家家庭、重组家庭、领养家庭、抚养家庭、断代跨代家庭、空巢家庭、丁克家庭（DINK，double income no kids）等。

（2）单亲家庭　指由父母任意一方和至少一个孩子组成的家庭。例如：离婚后父母任意一方养育孩子的家庭、父母任意一方亡故后另一方养育孩子的家庭、父母分居后任意一方养育孩子的家庭、自愿单身领养孩子的家庭、非自愿单身有孩子的家庭等。

（3）非婚姻家庭　指家庭成员间不存在婚姻关系的家庭。例如：单身家庭、同居家庭、同性恋家庭、享用同一居室的人组成的家庭（如无父母的未婚子女共同居住的家庭）以及其他非亲属关系的人组成的家庭（如群居家庭）等。

2. 家庭内部结构　家庭内部结构反映家庭成员之间的相互作用及相互关系，包括以下四个方面。

（1）家庭角色　指家庭成员在家庭中的特定身份、相对位置和相互关系。家庭成员根据社会规范、道德伦理自动形成或自行分配家庭角色，执行角色行为，承担角色责任和履行角色义务。在家庭中，各成员同时扮演不同的角色，如父母、夫妻、子女、兄弟姐妹等各种角色，形成不同的关系，相互配合，完成家庭的整体功能。家庭成员所承担的家庭角色成功与否，是影响家庭健康的重要因素。家庭角色不是一成不变的，当产生新的家庭角色时，每个家庭成员对该角色会有不同的角色期待，家庭成员应通过角色学习适应家庭角色的转变，产生相应的角色行为，否则容易产生角色冲突。如父亲临时调到外地工作1年，母亲除了承担原有的角色外，还要承担起父亲的角色，以维持家庭的稳定，否则容易产生家庭危机。

（2）家庭权力　指家庭成员对家庭的影响力、控制权和支配权。根据家庭权力中心的不同分为四种类型。

①传统权威型：根据当地的社会文化传统而形成的家庭权威。例如在男权社会中，父亲往往是一家之主，无论其能力、职业、收入、社会地位等，家庭成员均认可其权威。

②情况权威型：也叫工具权威型。是指负责供养家庭和主宰家庭经济大权的人成为家庭的权威人物，可能是丈夫、妻子或子女等。

③分享权威型：即民主家庭，家庭成员分享权力，根据个人的能力和兴趣来决定各自承担的家庭任务，通过共同协商对家庭事务做出决策。

④情感权威型：在家庭成员的感情生活中起主导作用的人担当家庭的决策者，因家庭成员对其情感上的依赖而接受其权威。如"妻管严""小太阳"即为此类型。

每个家庭可以有多种权力结构并存，同时家庭权力结构也不是一成不变的，会随着家庭生活周期、家庭事件以及社会变迁而变化，能够由一种形式转化为另外一种形式。社区护士在进行家庭评估的时候，应该注意确认家庭的决策者，通过与家庭决策者的合作与协商，使其影响整个家庭，从而使家庭健康护理干预更有效地实施。

（3）家庭沟通方式　家庭沟通是信息在家庭成员间的传递过程。好的沟通方式能够促成家庭成员完成家庭的正常功能，不良的沟通方式则阻碍家庭功能的发挥。

家庭沟通方式从内容上可分为情感性沟通和机械性沟通。情感性沟通是指沟通内容为带有情感色彩的语言和肢体动作，如"亲爱的"、拥抱等。机械性沟通是指沟通内容仅为传递普通信息或与家居活动的动作有关，如分工合作承担家务等。情感性沟通受阻，家庭功能早期不良；而机械性沟通也中断时，则家庭功能中晚期不良。

从家庭沟通方式上来说，表达是清晰还是隐晦的，信息指向是直接还是间接的。隐晦性和间接性沟通，容易出现在功能不良的家庭中。

（4）家庭价值观　指家庭成员在价值观念方面所特有的思想、态度和信念，是家庭成员共有的判断是非的标准以及对某些事物的看法与态度。家庭价值观的形成受传统、文化、宗教和社会价值观的影响，同时也影响到家庭成员的态度和行为。家庭价值观中的疾病观和健康观等健康信念模式，会直接影响家庭成员的就医与遵医行为、不良生活方式的改变和预防保健措施的执行等。因此，社区护士在家庭健康护理中需要了解家庭的价值观，特别是疾病观和健康观，帮助家庭解决健康问题。

（三）家庭功能

家庭功能是指家庭本身所固有的性能及功用。家庭功能决定是否满足家庭成员在生理、心理及社会各个层面的最基本需要。每个家庭都有其功能，以维护家庭的完整，满足家庭成员的需要，并使家庭成员的行为符合社会的期待。

1. 情感功能　家庭成员以血缘和情感为纽带，通过彼此的关爱和支持满足爱与被爱的需求。家庭情感包括夫妻情感、父母与子女情感、上辈与下辈情感、兄弟姐妹情感等。情感功能是形成和维系家庭的重要基础，可以使家庭成员获得归属感和安全感，它是家庭生活幸福的基础。

2. 生殖功能 家庭是生育子女、繁衍后代的基本单位，同时家庭也成为满足两性生活需求的基本单位。

3. 经济功能 家庭是社会经济分配与消费的最基本单位。家庭只有具备充分的经济资源，才能满足家庭成员对衣、食、住、行、教育、医疗、娱乐等各方面的需求。

4. 社会化功能 家庭具有将其成员培养成合格的社会成员的功能，包括传授社会知识和技巧，发展建立人际关系的能力，学会与人相处，胜任社会角色，使其树立正确的人生观和价值观等。家庭是完成社会化功能的第一和最重要的场所。

5. 健康照顾功能 具体表现为家庭成员间的相互照顾，如抚养子女、赡养老人、在成员患病时提供各种照顾和支持，维护促进家庭成员的健康。

二、家庭生活周期及其护理要点

家庭生活周期指家庭遵循社会与自然的规律所经历的产生、发展与消亡的过程。通常从夫妻组成家庭开始，到孩子出生、成长、工作、结婚、独立组成家庭，夫妻又回到二人世界，最终夫妻相继去世。在旧的家庭终结的同时，会有新的家庭诞生，如此周而复始，维持人类家庭一代又一代的繁衍生息。根据杜瓦尔（Duvall）的家庭发展理论，以核心家庭为例将家庭生活周期分为 8 个阶段（表 4-1），家庭在每个发展阶段面临不同的家庭发展任务。所谓家庭发展任务是指家庭在各个发展阶段所面临的、普遍出现的、正常变化所致的家庭有关问题。健康的家庭会妥善处理各阶段的发展任务，使家庭逐渐成熟；问题家庭会在各发展阶段出现矛盾和危机，在家庭成员中产生相应的健康问题。社区护士应熟悉家庭各阶段的发展任务，明确家庭护理要点，帮助家庭和家庭成员预防和克服各发展阶段的健康问题，促进家庭完成发展任务，引导家庭向成熟健康的方向发展。

大多数家庭都将经历一定的生活周期，但在特殊情况下，有些家庭并不经历生活周期的所有阶段，可在任何一个阶段开始或结束，如离婚和再婚，这种家庭往往存在更多的问题。

表 4-1 Duvall 家庭生活周期表

阶段	定义	主要发展任务	护理保健要点
新婚期	结婚、妻子怀孕	双方适应与沟通 性生活协调 计划生育 适应新的社会关系 孕前准备 孕中健康问题	婚前健康检查 性生活指导 计划生育指导 心理咨询 孕前体检 孕期保健
婴幼儿期	第一个孩子出生，最大孩子介于 0～30 个月	父母角色适应 经济压力 幼儿照顾 母亲产后恢复 计划免疫	母乳喂养 哺乳期性生活指导 新生儿喂养 婴幼儿保健 产后保健 预防接种
学龄前期	最大孩子介于 30 个月～6 岁	儿童的身心发育 孩子与父母部分分离（上幼儿园）	父母和儿童的心理指导 合理营养 监测和促进生长发育 疾病防治 培养良好习惯 防止意外事故

续表

阶段	定义	主要发展任务	护理保健要点
学龄期	最大孩子介于 6 ~ 13 岁	儿童的身心发育 性教育问题 孩子适应上学 逐步社会化	学龄期儿童保健 正确应对学习压力 合理社会化 防止意外事故
青少年期	最大孩子介于 13 ~ 20 岁	青少年的教育与沟通 与父母代沟 青少年与异性交往 青少年性教育 社会化问题	亲子沟通 健康生活指导 青春期教育与性教育 防止早恋早婚 防止意外事故
青年期	最大孩子离家至最小孩子离家	父母与孩子关系 孩子进入社会 父母逐渐有孤独感 疾病开始增多 重新适应婚姻关系 照顾高龄父母	心理咨询 消除孤独感 定期体检 更年期保健 婚姻关系调试
空巢期	所有孩子离家至家长退休	重新适应两人生活 计划退休后生活 疾病问题 适应与新家庭成员关系	稳固婚姻关系 防止药物成瘾 意外事故防范 定期体检 改变不良生活方式 培养休闲兴趣
老年期	退休至死亡	适应退休生活 经济及生活的依赖性高 面临病患和衰老 面临丧偶和死亡的打击	退休后角色改变 收入减少的调适 慢性病防治 孤独心理照顾 提高生活自理能力 提高社会生活能力 丧偶期照顾 临终关怀

三、家庭对个人健康的影响

社区护士需要了解家庭与个人健康之间的关系，才能为家庭提供合适的预防保健指导，帮助家庭成员正确地处理健康问题。家庭对其个体成员健康的影响表现在以下六个方面。

1. **对遗传的影响**　每个人的健康都会受到家族遗传因素或母亲孕期各种因素的影响，如血友病、先天性心脏病、糖尿病、高血压等。当今，先进的医学知识和技术使其中的很多健康问题和疾病可以得到预防。

2. **对生长发育及社会化的影响**　家庭能为儿童的身心发育提供必要的物质条件和精神条件，对其社会化起着重要的作用。研究表明，专制、放任、严厉和溺爱型的家庭往往导致许多儿童心理问题，如依赖、冷酷、任性、攻击性强等；而民主型的家庭能够尊重和平等地对待孩子，父母和孩子之间有充分的交流，孩子能变得独立、自主、开朗、直率、亲切、懂得与人合作和分享等。

3. **对生活方式的影响**　家庭成员的健康观和生活方式往往相互影响，良好的生活方式可以促进家庭成员的健康，不良的生活方式可能成为所有家庭成员的健康隐患。常见的不良生活方式有：久坐不动、长时间使用手机或电脑、很少参加体育锻炼、三餐无规律、不吃早点，高脂、高热量、高盐饮食、熬夜、不定期体检、家庭交流不足等。

4. **对疾病发病、传播、死亡的影响**　同一家庭内的成员在疾病发病、传播、死亡等方面会相互影响，甚至具有相似性，与遗传、家庭环境、家庭支持度、家庭成员间相似的健康观、疾病观、求医和遵医行为、生活方式与习惯等均有关。如高血压的发病与遗传有关，也与受家人影响产生的不良生活方式和习惯有关，如吸烟、高盐饮食、过量饮酒、缺乏体育锻炼等；家庭成员不良的健康观、疾病观、求医和遵医行为会影响高血压的诊治；家庭成员对高血压患者的关心、照顾程度，以及能否按时监督服药对高血压及其并发症的治疗和控制至关重要。

疾病在家庭中的传播多见于感染（如流行性感冒、沙眼、肝炎、性传播疾病等）和神经症。不完整的家庭，如丧偶者、离婚者和独居者的死亡率均比婚姻关系正常者高。家庭关系不和睦，往往是一些家庭成员选择自杀的诱因。

5. 对求医和遵医行为的影响 家庭成员的求医和遵医行为受到家庭的健康观和疾病观的影响。童年时期家庭中成年人对待疾病的态度和观念会潜移默化地影响到个体成年后的疾病观，进而影响求医和遵医行为。个别家庭成员的频繁就医和对医护人员的过分依赖，往往暗示家庭功能的障碍，提示家庭照顾与支持的不足。

6. 对康复的影响 家庭支持对慢性疾病患者或残疾人群的康复影响较大。慢性疾病患者和残疾人群面临终身的带病生存状态，疾病和残疾给个人带来身体上的不适、心理和情感上的痛苦以及社会孤立感或自卑感，家庭支持能够提供物质上的保障、情感上的安慰、精神上的鼓励，协助个体参与社会活动。足够的家庭支持能对个体的康复带来积极的影响。

练一练

下列关于家庭生活周期的说法，错误的是

A. 根据家庭发展的特征，家庭生活周期包括新婚期、婴幼儿期、学龄前期、学龄期、青少年期、青年期、空巢期和老年期等八个阶段

B. 每个家庭都要经历家庭发展的各个阶段

C. 家庭生活周期中各阶段面临的主要家庭问题是家庭发展的任务

D. 家庭成员相互协调共同面对，可使家庭发展任务更容易完成

E. 家庭发展任务给家庭成员带来的挑战常常是相冲突的

答案解析

PPT

第二节 家庭健康护理程序

家庭健康护理程序是以家庭为单位的整体护理模式，是家庭健康护理的主要工作方法，包括评估、诊断、计划、实施和评价。社区护士广泛收集有关家庭结构、功能、发展阶段和健康状态的资料，评估判断家庭健康问题，提出家庭健康护理诊断，结合家庭的需要和现有的资源拟定家庭护理计划，通过提供必要的指导与支持，确保计划的实施，最后，评价家庭健康问题是否得到解决，由此决定是修改计划还是终止计划。

一、家庭健康护理评估

家庭健康护理评估是为确定家庭存在或潜在的健康问题而收集主客观资料的过程，其目的是为进行有针对性的援助提供有效依据。资料来源主要是对家庭直接的观察与面对面的交谈，以及既往的病历记录、体检、实验室检查或相关人员的介绍。

（一）评估内容

收集与家庭健康相关的资料，明确健康问题给家庭带来的影响，家庭自身应对问题的能力及方式、

方法。介绍 Friedman 家庭评估模式和 Salopek 以健康家庭六大特点为基础的评估模式中涉及的评估内容。

1. 弗里德曼（Friedman）家庭评估模式　包括 7 个方面的内容——家庭一般资料、家庭中患病成员的状况、家庭发展阶段及其发展任务、家庭结构、家庭功能、家庭与社会的关系、家庭应对和处理问题的能力与方法。

2. 萨洛佩克（Salopek）以健康家庭六大特点为基础的评估模式　包括 6 个模块——家庭互动、积极应对、个人发展、家庭环境、角色关系和联系社区。

（二）常用评估工具

常用的家庭健康护理评估工具有：两个综合性的评估表——即 Friedman 家庭评估表和 Salopek 家庭评估表以及家系图、家庭圈、家庭关怀度指数和家庭社会关系图。

1. Friedman 家庭评估表　包括 7 个方面共计 34 项内容（表 4-2）。使用时应根据家庭具体情况选择评估内容，并不需要覆盖所有内容。

表 4-2　Friedman 家庭评估表

评估项目	评估具体内容
家庭一般资料	1. 家庭住址及类型 2. 家庭成员职业、年龄、教育程度 3. 家庭成员生活习惯（饮食、睡眠、家务、育婴、休假） 4. 家庭经济（主要的收入来源、医疗保险等） 5. 家庭成员健康状况及家族史 6. 家庭健康管理状况 7. 住宅环境（对家庭成员的健康有无危险） 8. 社区环境（与邻居和友人的交往、社会保健设施有无） 9. 家庭文化背景、宗教信仰、社会阶层
家庭中患病成员的状况	1. 疾病的种类和日常生活受影响的程度 2. 预后状况的推测 3. 日常生活能力 4. 家庭角色履行情况 5. 疾病带来的经济负担
家庭发展阶段及其发展任务	1. 家庭目前的发展阶段及发展任务 2. 家庭履行发展任务的情况
家庭结构	1. 家庭成员间的关系（患者与家庭成员间、家庭成员间） 2. 沟通与交流（思想交流、情感交流、语言交流） 3. 家庭角色（原有角色和变化后角色） 4. 家庭权力 5. 家庭与社会的交流（收集和利用社会资源的能力） 6. 价值观与信仰
家庭功能	1. 家庭成员间的情感 2. 培养子女社会化的情况 3. 家庭的自我保健行动
家庭与社会的关系	1. 家庭与亲属、社区、社会的关系 2. 家庭利用社会资源的能力
家庭应对和处理问题的能力与方法	1. 家庭成员对健康问题的认识（疾病的理解和认识等） 2. 家庭成员间情绪上的变化（不安、动摇、压力反应） 3. 家庭战胜疾病的决心（家庭成员参与护理情况等） 4. 应对健康问题的方式（接受、逃避、角色转变与调整等） 5. 生活调整（饮食、睡眠、作息时间） 6. 对家庭成员健康状况的影响（疲劳、失眠、精神压力性疾病） 7. 经济影响

2. Salopek 家庭评估表 该表依据健康家庭六大特点设计，包括两个部分：第一部分为家庭成员人口学信息，包括出生日期、性别、婚姻状态、教育、职业、社区参与和经济状态；第二部分包括 6 个类别共 26 个条目（表 4 -3），每个条目根据发生频率为从不、很少、偶尔、经常、大多数时间分别赋予 0 到 4 分，未被观察记为"N"。

表 4 -3　Salopek 家庭评估表

评估项目	评估条目
家庭成员间保持有效的交流与互动	1. 所有家庭成员之间有频繁的沟通吗？ 2. 冲突得到解决了吗？ 3. 家庭成员之间的关系是支持性的吗？ 4. 爱和照顾在家庭成员之间表现出来了吗？ 5. 家庭成员合作性地工作吗？
积极应对问题	6. 家庭知道什么时候需要做出改变吗？ 7. 家庭以接受性的态度对待新思想吗？ 8. 家庭积极寻找资源吗？ 9. 家庭很好地利用资源吗？ 10. 家庭创造性地解决问题吗？
增进个人成长与发展	11. 家庭对其成员发展性需要做出恰当反应了吗？ 12. 家庭包容不一致的意见吗？ 13. 家庭接纳每一个成员吗？ 14. 家庭促进成员的自主性吗？
健康的家庭环境和生活方式	15. 家庭生活方式是促进健康的吗？ 16. 生活条件是安全和卫生的吗？ 17. 情感氛围有利于健康吗？ 18. 家庭成员实践好的健康促进措施了吗？
建立有效的角色关系	19. 决策任务分派给恰当的人选了吗？ 20. 家庭成员的角色分派满足家庭需要吗？ 21. 任务的分配是灵活的吗？ 22. 对于家庭发展阶段的控制是恰当的吗？
保持与社区的联系	23. 家庭有规律地参与社区活动吗？ 24. 家庭选择和使用外部资源吗？ 25. 家庭知道外部世界发生的事件吗？ 26. 家庭试图了解外部的问题吗？

3. 家系图 又称为家庭结构图。通过符号描述家庭人口学信息、家庭结构、家庭重要事件、家庭成员之间的关系、健康状况及遗传史等。家系图的特点是综合性强、简单明了、直观，能帮助社区护士迅速了解和评估家庭，识别家庭中的危险因素，进而确定家庭健康护理的重点服务对象，并给予健康指导。

家系图可作为家庭健康档案的基本资料，一般可在 10 ~ 15 分钟内完成，其内容可不断积累和完善。标准的家系图一般由 3 代或 3 代以上的家人组成，包括夫妇双方的所有家庭成员。具体的绘制原则有：①一般包含至少 3 代人；②可以从最年轻的一代人开始向上追溯，也可以从本次的护理对象这一代开始分别向上、向下延伸；③长辈在上，晚辈在下，同辈中，长者在左，幼者在右，夫妻中，男在左，女在右；④在每个人的符号旁边标注年龄、出生或死亡日期、主要健康问题（如患有的遗传病、慢性病、传染病等），还可根据需要标注家庭成员的基本情况（如职业、文化程度等）、家庭决策者、重大生活事件发生的时间（如结婚、离婚、分娩等）；⑤用虚线圈出与护理对象在同一处居住的家庭成员；⑥使用简明扼要的符号，并说明所使用的所有符号。

家系图绘制中常用的符号详见图 4 -1。完整的家系图绘制范例见图 4 -2。

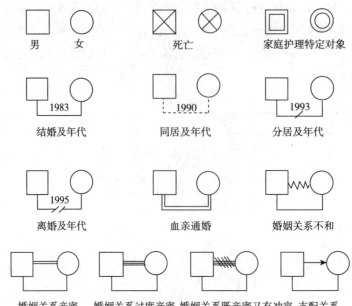

图 4-1 家系图绘制中常用的符号

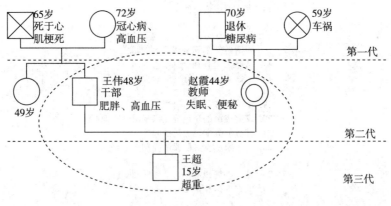

图 4-2 完整的家系图绘制范例

4. 家庭圈 是由某一家庭成员自己画的关于家庭结构与家庭关系的图,主要反映一个家庭成员对家庭关系的感性认识、情感倾向、家庭成员间关系的亲疏程度等,是一种患者主观评价的方法。

家庭圈具体做法:先让某个家庭成员画一个大圈,表示其所在的家庭,再在大圈内画上若干个小圈,分别代表其本人及其家庭成员,也可以在大圈内画出他认为很重要的"家庭"其他部分,如家里的宠物等。小圈之间的距离代表成员间关系的亲疏程度,小圈本身的大小代表成员权威或重要性的大小。

家庭圈可由测试者独立完成,需要 10~15 分钟,社区护士可根据其绘制的家庭圈提问,或要求测试者解释图的含义。可能不同的测试者画出相同或类似的图案,但不同测试者对图案的解释可能会不同。图 4-3 和图 4-4 的家庭圈分别由两名患者所绘,图 4-3 的患者是一位 14 岁的初中女孩,因感冒前来就诊,她对所绘制的家庭圈解释为:爸爸、妈妈和我关系很融洽,遇到问题能共同协商,我们彼此尊重。图 4-4 的患者是一位 74 岁的爷爷,他所绘制的家庭圈解释为:他的儿媳是一家之主,对自己嫌弃、疏远又冷落,他的儿子很怕媳妇也没有主见,成天忙于工作和照顾孩子,很少关注自己,他感到很孤独,极少请求家人的帮助,只有一条狗与自己为伴。

家庭圈反映的是某家庭成员当前对家庭关系的主观看法,是会不断变化的,因而需要持续地修正。

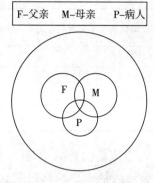

F-父亲　M-母亲　P-病人

图 4-3　14 岁初中女孩所绘家庭圈

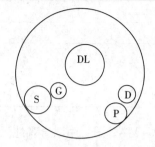

S-儿子　DL-儿媳　G-孙子　P-病人　D-狗

图 4-4　74 岁爷爷所绘家庭圈

5. 家庭关怀度指数　由 Smilkstein 设计的家庭关怀度指数量表（APGAR 量表）常用于快速了解和评价家庭功能。主要反映家庭中的个体对家庭功能的主观满意程度，不能完全反映家庭作为一个整体的功能状况。由于量表问题较少，易于回答，评分简单，可以粗略、快速地评价家庭功能，是最为常用的家庭功能评估方法。

APGAR 量表共有两个部分。第一部分测量个人对家庭功能的整体满意度，包括 5 个维度（表 4-4），共 5 个题目（表 4-5），分为经常这样、有时这样、几乎很少三种程度，分别赋予 2、1、0 分。评分标准为：总分 7 分 ~10 分表示家庭功能良好，4 分 ~6 分表示家庭功能中度障碍，0 分 ~3 分表示家庭功能严重障碍。第二部分用以了解个人与家庭其他成员间的关系，分为好、一般、不好三种程度（表 4-6）。第一部分的五个维度的含义见表 4-5。

表 4-4　APGAR 量表中各指标的名称和含义

名称	含义
A 适应度（adaptation）	家庭遭遇危机或压力时，利用家庭内外资源解决问题的能力
P 合作度（partnership）	家庭成员分担责任和共同做出决定的程度
G 成熟度（growth）	家庭成员通过互相支持所达到的身心成熟程度和自我实现程度
A 情感度（affection）	家庭成员间相互关爱的程度
R 亲密度（resolve）	家庭成员间共享相聚时光、经济资源和空间的程度

表 4-5　APGAR 量表（第一部分）

维度	评估问题	经常这样	有时这样	几乎很少
适应度	当我遇到问题时，可以从家人处得到满意的帮助	□	□	□
合作度	我很满意家人与我讨论各种事情及分担问题的方式	□	□	□
成熟度	当我希望从事新的活动或发展时，家人都能接受且给予支持	□	□	□
情感度	我很满意家人对我表达情感的方式以及对我情绪（如愤怒、悲伤、爱）的反应	□	□	□
亲密度	我很满意家人与我共度时光的方式	□	□	□

表 4-6　APGAR 量表（第二部分）

按密切程度将与您住在一起的人（配偶、子女、重要的人、朋友）排序			跟这些人相处的关系（配偶、子女、重要的人、朋友）		
关系	年龄	性别	好	一般	不好

如果您和家人不住在一起，您经常求助的人（家庭成员、朋友、同事或邻居）			跟这些人相处的关系（家庭成员、朋友、同事或邻居）		
关系	年龄	性别	好	一般	不好

6. ECO－MAP 图 用以直观地反映以家庭护理特定对象为中心，家庭内外的相互作用、家庭成员间的亲密程度、家庭主要社会关系和可利用的资源之间的关系。为社区护士广泛利用家庭内、外资源帮助解决家庭健康问题提供依据。家庭外资源用圈的大小表示资源的多少，用不同的连线表示这些资源与家庭之间的联系程度（图4－5）。

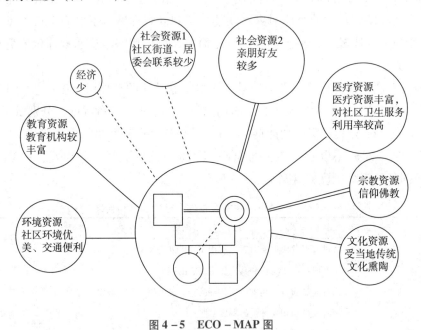

图4－5 ECO－MAP 图

（三）评估注意事项

1. 建立信任关系 社区护士应有意识地和家庭建立相互尊重和信任的关系，了解家庭成员的真实想法和感受，有利于社区护士收集到有价值的资料而确定有效的干预措施。

2. 收集资料 除收集家庭中患病成员的资料，还要收集家庭其他成员的资料，同时注意收集与家庭功能、家庭发展阶段、家庭环境及家庭利用资源状况等相关的资料，并能充分利用其他医务工作者收集的资料，如医院的病历记录、社区居民健康档案等。

3. 多样化和动态性 不同的家庭有其各自的特点，同一家庭的健康也是动态变化的，社区护士应掌握家庭的多样性和动态变化，有针对性地开展家庭健康护理。

4. 正确地分析、判断和调整计划 在客观、动态地收集资料的前提下，社区护士应用专业知识，站在对方的立场分析判断家庭存在的健康问题，避免主观判断，并随着家庭健康问题的变化不断调整计划。

二、家庭健康护理诊断

家庭健康护理诊断是社区护士根据评估收集的资料，对家庭目前存在的或潜在的主要健康问题进行判断，确定需要援助项目的过程。

1. 确定家庭健康问题 这些问题可能来自于患病的家庭成员给整个家庭带来的变化、家庭在特定发展阶段未完成的任务、某些方面的家庭功能未正常发挥、家庭遇到突如其来的生活事件等，社区护士需逐一列出这些问题。

2. 分析家庭健康问题之间的关系 家庭健康问题不是孤立出现的，需要社区护士从家庭整体上分析各种健康问题之间的关系及其相互影响，据此掌握家庭整体护理需求，以便对家庭提供护理援助。

3. 形成家庭健康护理诊断 家庭健康问题可能涉及到家庭中的个人、某些或所有家庭成员、家庭与社区之间的关系等，社区护士应相应地做出家庭健康护理诊断，可采用 PES 的表述方式。

4. 确定家庭护理诊断的优先顺序 社区护士可根据家庭健康需要和护理措施可行性等问题，从有利于家庭自身应对和处理疾病及健康问题的角度来判断是否提供援助，什么时候提供，以及提供援助的方式。有些家庭健康问题需要社区护士提供紧急援助，有些问题社区护士只需要维持现状、继续观察，待家庭自行解决。当家庭护理诊断不止一个的时候，社区护士需要判断解决每个问题的轻重缓急以及处置的优先次序。

💕 **护爱生命** ————————————————————————————

　　顾方舟是我国著名医学科学家、病毒学专家，1926 年出生，1950 年毕业于北京大学医学院医学系，1955 年毕业于苏联医学科学院病毒学研究所。历任中国医学科学院医学生物学研究所副所长，中国医学科学院北京协和医学院副院校长、院校长。顾方舟把毕生精力，都投入到消灭脊髓灰质炎（简称"脊灰"）这一儿童急性病毒传染病的战斗中。他是我国组织培养口服活疫苗开拓者之一，为我国消灭"脊灰"的伟大工程作出了重要贡献。1958 年在我国首次分离出"脊灰"病毒，为免疫方案的制定提供了科学依据。为更好地研制疫苗，顾方舟于 1958 年受命远赴云南昆明，筹建中国医学科学院医学生物学研究所。1960 年成功研制出首批"脊灰"（Sabin 型）活疫苗，1962 年又牵头研制成功糖丸减毒活疫苗。自此，我国"脊灰"年平均发病率大幅度下降，使数十万名儿童免于致残。2000 年 10 月，世界卫生组织证实，中国本土"脊灰"野病毒的传播已被阻断，成为无"脊灰"国家。

——

三、家庭健康护理计划、实施与评价

　　制订家庭健康护理计划是根据家庭健康护理诊断选择恰当的护理干预措施的过程。

1. 制订护理目标 在制订具体的行动计划之前，需要明确行动的目标。家庭护理目标是指在实施护理干预后，家庭成员在认知、行为及情感上的改变，以及家庭在角色关系、内部沟通、整体功能发挥、发展任务完成等方面的改变，可分为长期目标和短期目标。长期目标指相对较长时间（如数周、数月）才能实现的目标，短期目标指在较短时间（如几天、几小时）能够达到的目标。目标的确立需要考虑家庭成员的意愿、家庭的特点和实际条件、社区护士自身的能力以及社区可利用的资源等。

2. 制订护理干预计划 护理干预计划应包括 4 个 W 和 1 个 H（when、where、who、what、how）的内容，即：什么时候、在哪里、谁去做、做什么和怎样做的问题。

3. 制订护理评价计划 评价计划可依据家庭护理的目标和行动计划来制订，社区护士应当考虑什么时候评价、评价什么内容、采用什么样的评价方法和评价工具，以了解护理措施的执行情况、是否有效和达到预期目标等，为继续执行、修改或终止行动计划提供依据。

4. 实施家庭健康护理计划 实施家庭健康护理计划是将家庭健康护理计划付诸实践的过程。实施的内容可以概括为三个方面：帮助个体家庭成员、促进家庭内部互动、增强家庭与社会的联系。而Smith 把家庭作为护理对象，将实施内容归纳为以下五个方面。

（1）帮助家庭应对疾病　社区护士通过提供信息、实际支持和情感支持，能够帮助家庭顺利地应对危机，如介绍疾病相关知识、教会患者及家属疾病照顾的技能、提供患者和家属表达情感的机会、联系当地的患者互助组织及一些具体的护理照顾（给氧、静脉输液、伤口换药等）。同时，社区护士应当发掘家庭内部的资源和优势，有意识地引导家庭去思考压力的意义和怎样应对，必要时建议应对的策略。

（2）教会家庭适应发展性改变　当家庭面临发展性的转变时，需要学习新的知识和技能去适应家庭发展阶段的改变。例如，当家庭的第一个孩子出生，父母需要学习正确的育婴知识和必要的技能。社区护士能够预见性地提供教育和指导，帮助家庭提前做好准备，应对即将来临的转变。

（3）帮助家庭获得所需资源和支持　社区护士能够帮助家庭充分利用内外资源和增强可获得的社会支持。首先，社区护士应了解家庭内外资源，特别是社区内的互助团体、政府的福利政策、医疗资源等，帮助家庭确认和使用这些资源。其次，社区护士采用推荐转诊、电话随访、入户访视、介绍参加社区自助小组等方式，帮助家庭增强其社会支持网络，包括正式的支持网络（卫生保健专业人员）和非正式的支持网络（朋友、邻居、宗教团体等）。

（4）促进家庭的内部改变　当家庭内部原有的运作模式已经不能够适应家庭发展或环境改变要求时，社区护士要帮助家庭成员依据他们的价值观和想法做出决定和选择，促成积极的家庭改变，帮助家庭建立新的运作模式。

（5）帮助家庭维持健康的生活环境　工业化过程中带来的环境改变已经不可避免地影响到了家庭的健康，例如，空气污染、水污染、家装过程中的甲醛污染、食品安全问题等。社区护士通过教会家庭如何调整室内环境、向家庭介绍可能影响健康的环境因素以及防范的方法、向政府部门提出改善环境的建议等方式，促进并维护家庭环境的健康。

5. 评价家庭健康护理效果　家庭健康护理评价是对护理干预措施是否满足家庭健康相关需要和解决家庭健康问题的判断，以确定相应护理措施的价值和有效性。

（1）评价类型　家庭健康护理评价通常包括两种类型：过程评价和结果评价。

过程评价是对家庭健康护理过程中评估、诊断、计划、实施等不同阶段进行的评价，其目的是指导护理目标和护理措施的调整。结果评价是对家庭健康护理措施是否达到预定目标的总评，从而决定终止、修改或继续家庭健康护理计划。

（2）评价内容　评价的内容概括为以下三个方面。

①对家庭中的个体健康的评价。家庭中生病的个体是家庭健康护理的重点对象，评价内容包括：1）家庭健康护理措施对患病个体的影响、个体的健康状态和生活质量；2）患者及家属对疾病的了解程度；3）个体对护理措施的满意程度等。

②对家庭成员间互动的评价。把家庭看作一个整体来评价，了解家庭是否能够有效发挥其功能和解决自身存在的问题。内容包括：1）家庭成员的相互理解情况；2）家庭成员间的交流情况；3）家庭成员的亲密度和爱心；4）家庭成员判断和决策问题的能力；5）家庭的角色分工。

③对家庭与社区关系的评价。评价家庭对社区资源的利用情况和家庭成员改善家庭环境的努力情况。

（3）影响评价的因素　主要包括资料的可靠性、可利用的资源、家庭期望值的高低、家庭对社区护士的信任等。

（4）评价结果　通过评价可以发现护理中存在的问题，并对问题进行分析。评价的结果有三种情况。

①修改计划。当问题出现或实施方法不符合实际情况时，护士应和家属一起修订计划，并付诸

实施。

②继续执行计划。目标定得太高或实施时间定得太短，到了设定的时间还有尚未实施的措施或未达到的目标，可以继续实施计划。

③终止计划。问题得到解决并达到预定目标时，护士可以解除对该家庭的援助。

PPT

第三节　家庭健康护理方法

一、家庭访视

（一）家庭访视的概念与目的

家庭访视是社区护理的主要服务形式之一，是家庭健康护理的重要方法。社区护士利用家庭访视的机会接触辖区内居民和家庭，了解其健康状况，运用护理专业知识与技能完成对服务对象的家庭护理援助。

1. 家庭访视的概念　家庭访视是指在服务对象家庭环境中，为了维持和促进个人、家庭和社区健康而进行的有目的的护理服务活动。社区护士通过家庭访视，能够深入服务对象家庭中，收集与家庭健康相关的真实资料，发现家庭成员及家庭整体存在的健康问题，为其提供咨询、教育、预防保健等护理服务，从而达到预防疾病和促进健康的目标。

2. 家庭访视的目的

（1）收集个人、家庭和社区的信息资料　通过访视实地了解家庭结构与功能、家庭生活环境与经济状况、家庭成员的健康状况及其在家庭环境中的行为等，为发现个人、家庭、社区的健康问题提供真实可靠的一手资料。

（2）寻求在家庭内解决问题的方法　通过访视找出影响家庭健康发展的相关因素，了解家庭支持系统的状况，直接与服务对象合作，利用家庭现有的内部、外部资源，针对家庭的特点，为其提供切实可行的家庭健康护理援助计划，解决家庭健康问题。

（3）为居家患者或残疾人提供护理服务　为在家居住的慢性病患者、精神疾病患者及残疾人等提供直接、适当、有效的护理服务，减轻患者的病痛，降低就诊率。

（4）促进家庭功能的发挥　为家庭提供有针对性的促进健康和预防疾病的健康教育，提高家庭及成员的自我健康管理能力，促进家庭及成员的成长和发展，协助家庭充分发挥家庭功能，完成各阶段发展任务。

（5）与居民建立良好的信赖关系　由于家庭访视是在访视对象所熟悉的家庭环境中进行，因此能够消除访视对象的紧张情绪，益于彼此间进行充分的交流与合作，增进居民对社区护士的信赖感，有利于社区护理工作的开展。

3. 家庭访视的类型　根据访视的目的，将家庭访视分为以下四种类型。

（1）评估性家庭访视　对照顾对象的家庭进行评估，为制订护理计划提供依据。常用于有年老体弱者的家庭和可能存在健康问题的家庭。

（2）预防保健性家庭访视　目的是疾病预防和健康促进。主要用于妇幼保健性访视和计划免疫等。

（3）急诊性家庭访视　临时到居民家中处理紧急问题，多为随机性。如意外伤害、家庭暴力等。

（4）连续照顾性家庭访视　为居民提供连续性照顾，常定期进行。主要用于慢性病患者、行动受限者、需康复护理的患者以及临终患者及其家属等。

（二）家庭访视对象、频率与内容

1. 家庭访视对象 社区内所有家庭成员都是家庭访视对象，但由于社区家庭和人口数量较多，社区护士很难对所有家庭进行访视，而是重点对有健康问题或潜在健康问题的家庭开展家庭访视。包括特困家庭、健康问题多发家庭、不完整家庭、具有遗传性危险因素或有残疾者的家庭、功能不完善家庭、具有慢性病患者且缺少支持系统的家庭等。

2. 家庭访视频率 可根据家庭具体情况，即家庭存在的问题和需要支持的程度确定家庭访视频率和次数。同时还需考虑社区护理工作人员数量、护理对象和社区护士的时间、护理对象需要解决问题的轻重缓急程度、国家和地方制订的卫生服务政策以及预算等。

3. 家庭访视的内容

（1）发现健康相关问题 通过评估发现家庭现存和潜在的健康问题，进行有针对性的家庭健康护理援助。

（2）提供直接护理 直接护理是指在访视中实施的实际护理活动，如伤口敷料更换、服药指导等。

（3）健康教育 有针对性地为家庭提供健康教育信息，提高家庭自我健康管理能力。

（4）咨询指导 提供健康保健知识及如何利用社会福利资源的咨询服务。

（5）协调服务 必要时协调联络其他专业人员（如康复治疗师）或相关部门（如医疗保险机构、街道办事处、医疗机构、福利部门等）解决家庭健康问题。

（三）家庭访视程序

1. 访视前准备 访视前准备工作是访视工作成功与否的关键环节，特别是对第一次接受访视的家庭更应提前做好充分的准备。访视前的准备工作主要包括选择访视对象、联络被访家庭、确定访视目的和目标、准备访视用物、安排访视路线。

（1）选择访视对象 当需要访视的对象较多时，社区护士应有计划、有重点地安排访视顺序。在安排访视顺序时，需遵循急、重、波及面广者优先的原则。即群体为先，个体为后；传染性疾病为先，非传染性疾病为后；急性病为先，慢性病为后；生活贫困、教育程度低者为先，有严重健康问题、家庭成员易产生后遗症及不能有效利用卫生资源的家庭优先。在实际工作中，既要参照优先原则安排访视顺序，也应根据具体情况进行适当调整。例如，同一天需访视多个家庭时，应优先访视免疫力差者，再访视有传染性和感染性患者的家庭。

（2）联络被访家庭 安排访视的具体时间应提前与被访家庭预约，如果访视目的是为了探访家庭的某些真实情况，如虐待儿童等特殊情况，则可以安排临时性突击访视。

（3）确定访视目的与目标 社区护士在家访前必须要明确目的，才能产生一定的效果。

①初次访视 对某家庭进行第一次访视前，要对被访家庭做较充分的了解，可通过查阅家庭成员健康档案、家庭成员来社区寻求帮助时提出的问题等途径，了解有关家庭的信息，包括家庭成员的健康状况、交流方式等。然后结合收集到的信息和家庭需要帮助和解决的问题，明确访视目的和预期达到的目标，制订访视计划。

②续性访视 对需要连续性访视的家庭，每次访视前需了解以前的家庭护理记录及相关信息，制订明确具体的访视目标，并依据目标评价结果，进而对计划进行调整。

（4）准备访视用物 根据访视目的和家庭的具体情况准备访视用物。访视用物分为两类：一类是基本用物，包括体检工具（体温计、血压计、听诊器、手电筒、量尺）、消毒物品和外科器械（酒精、棉球、纱布、剪刀、止血钳）、隔离用物（消毒手套、塑料围裙、口罩、帽子、工作衣）、常用药物及注射器、输液管、访视记录单及地图等；另一类是根据访视目的增设的物品，如新生儿访视时增加的体重秤、母乳喂养和预防接种宣传材料等。

（5）安排访视路线　社区护士应依据访视顺序的优先原则，结合预访视家庭的预约时间、家庭住址等具体情况，设计一天内的访视路线，没有特殊情况发生则按既定计划进行访视。

2. 访视中的工作

（1）自我介绍　主要适用于初次访视。社区护士与访视对象确认住址和姓名，并向访视对象进行自我介绍，同时说明来访的目的和所需时间等。

（2）护理评估与评价　对访视对象及其家庭进行评估或评价。初次访视的任务以评估为主。评估内容包括个人评估、家庭评估、环境评估、资源评估等。初次访视不一定要求获取全部信息资料；连续性访视则是对上次访视后的护理效果进行评价，同时根据需要进一步收集资料，为调整护理计划和制订下次访视计划提供依据。

（3）计划　根据评估与评价结果，社区护士与护理对象及其家庭共同制订护理计划，以提高访视对象与其家庭的参与意识，使制订的护理计划更适合访视对象。

（4）实施护理干预　根据护理计划，实施健康教育、护理操作等干预措施。

（5）记录　在访视时，要对收集到的主、客观资料及进行护理援助和指导的主要内容进行简明扼要的记录。

（6）结束访视　结束访视时需与访视对象一起复习总结，核查访视内容，并确认有无被遗漏的问题，征求家庭对此次访视的意见。如果需要，预约下次访视时间，并给家庭留下访视者的联系方式，以便随时咨询。

3. 访视后的工作

（1）访视用物的处理　检查、消毒、整理使用过的物品，补齐访视的基本用物。

（2）记录和总结　整理和补充访视记录，包括护理对象的反应、检查结果、现存的健康问题、协商内容、家庭的意见和要求及注意事项等，分析和评价护理效果和护理目标达成的情况，必要时做好阶段性总结。

（3）制订或修改护理计划　根据访视收集的资料，确定家庭现存的健康问题，制订或调整原有的护理计划。对已解决的健康问题，应及时终止护理计划。

（4）协调合作　当访视时遇到超出社区护士职权范围、不能解决的问题时，可采取个案讨论或汇报等方式，与社区其他工作人员交流访视对象的情况，商讨共同解决的办法。对于社区内现有资源不能解决的问题，在征得访视对象同意的情况下，应与其他卫生服务机构联系，为访视对象提供转诊服务。

二、居家护理

居家护理是慢性病患者、行动不便的老年人和残疾人及临终患者较为适宜的社区卫生服务形式，亦是住院服务形式的补充，它确保了医疗护理活动的连续性，从而达到促进健康、维护健康及疾病的预防与康复的目标。

（一）居家护理的概念与目的

1. 居家护理的概念　居家护理是对需要照顾的个人及其家庭，在自己居家环境中，提供定期的专业健康照顾和护理服务，达到预防疾病、促进和维护健康的目的。居家护理是一种适应社会需求的社区护理工作方法，是以患者为核心，家庭为主体，社区护士通过传授有关保健知识给护理对象，以发挥其主观能动性，使服务对象不仅享受到家庭的舒适与温暖，而且还可以在自家内获得有计划的、连续的保健、康复和治疗等服务。

2. 居家护理的目的　随着高龄老人的增多，罹病或行动不便、生活自理能力下降需要得到照顾者日渐增多，社区护士通过居家护理，为居家老年人提供保健、护理服务，提高其生活质量。出院返家的患者，虽然病情稳定，但仍有特定的健康问题，需要在他们居住的地方，得到专业护理人员定期的照顾。居家护理的目的主要体现在以下几个方面。

（1）保持护理连续性　为出院患者提供连续性的治疗和护理，预防并发症。

（2）节约卫生资源　居家护理可以缩短患者住院日数，增加病床周转率，有利于卫生资源的合理分配。

（3）降低费用　减少家属往返医院护理时的路途辛苦，降低患者的医疗费用，减少家庭的经济负担。

（4）环境熟悉便于照护和康复　在熟悉的家中接受护理服务，有利于促进服务对象身心健康，维护患者尊严，便于家人照顾和护理患者。

（5）提高家庭成员的护理技能　提供日常生活护理指导，增加患者及家属的自我（家庭）照顾意识，学会相关的护理知识与技能。

（6）扩展护理专业领域　居家护理丰富了护理专业内涵，扩展了护理专业的工作领域，促进护理专业的发展。

（二）居家护理的对象与内容

1. 居家护理服务对象　居家护理的直接对象是指各年龄层的患者，间接对象则包括家属、主要照顾者、亲朋乃至整个社区。居家护理的直接对象包括无需住院治疗的慢性病患者，如糖尿病、高血压患者等；经医院治疗后病情已经稳定，但还需继续治疗或康复的患者，如术后患者；需要康复训练的患者，如截瘫患者、精神障碍患者、临终患者、高龄失能者、阿尔茨海默病患者等。

2. 居家护理工作内容　居家护理的工作内容不只局限于技术性的护理措施，也包含疾病的一级、二级、三级预防保健，可以是专业人员提供的专业性服务，也可以是非专业人员提供的日常生活服务。

（1）基础护理服务　包括：①一般伤口护理，如压疮、外伤等伤口的护理；②各种导管更换及护理，如鼻胃管、尿管等；③各种注射，如肌肉、皮下、皮内、静脉注射、静脉输液等；④符合个别需求的护理措施，如小量灌肠、会阴冲洗、雾化吸入、体位引流等；⑤一般身体检查，如测量血压、血糖、病情评估等；⑥采集标本并送检，如血液、尿液、粪便及痰标本等。

（2）健康教育。

（3）增进患者的心理健康。

（4）进行家庭环境适应性改变的指导。

（5）改善患者的营养。

（6）保持良好的体位及防止压疮。

（7）对生活自理有障碍者鼓励和锻炼其自立。

（8）对畸形和残障的患者实施功能康复训练。

（9）指导医疗护理器械的使用。

（10）发生紧急情况时的处理方法。

（11）建立完善的居家护理记录及档案　一般护理记录一式三份，社区卫生服务机构一份，患者保留一份，主要的病案负责人保留一份。

（12）介绍可利用的社会或医疗资源等。

（三）居家护理的形式

1. 医院延续性护理服务　医院延续性护理服务也称为家庭病床，是我国常用的居家护理形式，是以家庭作为护理场所，选择适宜的病种，让患者在熟悉的环境中接受治疗和护理，既有利于促进患者康复，又可减轻家庭经济和人力负担。其服务的主要方式有以下几种。

（1）开设专科护士门诊 专科护士门诊是提供高血压、糖尿病、伤口造口、静脉治疗等专科护理指导。也可开设免费护士专家门诊提供出院咨询，开通热线电话，为出院后的患者提供咨询服务，并进行饮食、运动、药物及疾病相关知识的指导。

（2）建立出院患者延续护理服务中心 该中心对出院患者进行家访及电话随访，服务内容包括产妇及新生儿护理指导、慢性病护理、临终关怀，并提供护理技术服务及康复指导。

（3）开通护理网站 延续性护理网站可作为医护人员与患者交流的平台，提供查询信息、网上咨询、预约服务、健康宣教等服务项目。

（4）发放出院护理指导卡 一些患者出院时发放出院护理指导卡，包括服药、饮食、运动、功能锻炼、并发症的预防与观察、复诊时间等，对个别患者发放特异性的健康宣教册。

2. 以社区卫生服务中心为基础的居家护理服务 以社区卫生服务中心为基础的居家护理服务是我国目前主要的居家护理服务形式。由社区护士为本社区的服务对象提供相应的护理服务。这种类型是城市社区卫生服务网络的主要组成部分，为患者居家护理提供了服务平台。

3. 独立形态的居家护理机构 在发达国家，独立形态的居家护理机构是其主要的健康服务形式，在美国称为家庭服务中心，在日本称为访问护理中心。多由个人集资合作经营，机构是由社会财团或民间组织等设置，工作人员由医生、护士、护理员和家政服务员、访问介护员、心理咨询员、营养师、康复师及管理人员等组成。从事家庭介护的专职人员都必须持证上岗，有关证件必须经过专门福利学校培训或参加统一考试合格后，再由专门认证机关统一核发。目前在我国，这种独立形态的居家护理机构尚处于尝试阶段，发达国家正积极推广，是居家护理的发展方向。

（四）居家护理程序

1. 居家护理评估

（1）评估内容 包括以下六个方面的内容。

1）病史、临床表现、体检及治疗情况 包括现病史、既往史、预防接种史、用药情况以及申请居家护理的主要原因；主要临床症状和体征；实验室检查结果；并发症；有无感知觉障碍等。

2）日常生活情况及心理社会史 包括生活史，如饮食、睡眠、运动等；日常生活能力，如更衣、饮食、清洁、排泄等；性格、兴趣及爱好；个人信仰；认知判断能力；工作性质及内容；疾病对工作影响程度等。

3）家庭环境情况 家庭成员的构成和数量、年龄、性别、健康状况、成员间的关系等；家庭成员的护理能力；如为单身居住，有无其他支持系统；家庭居住条件及居住环境有无进一步危害服务对象身心健康的因素。

4）社会经济情况 所在社区卫生医疗组织、医疗护理服务是否完善；邻里关系情况；是否有经济困难；能否持续接受居家护理服务等。

5）资源使用情况 所在社区资源，如卫生、福利、人力等；家庭资源，如人力、物力、支持系统等。

6）对疾病和居家护理的认识情况 服务对象及其家属对疾病的认识；对居家护理及医务人员的看法等。

（2）评估方法 ①交谈法，包括与服务对象、家属、亲友、其他医务人员及居家服务人员交谈；②查阅法，查阅服务对象的医疗护理记录、体检及其他仪器和实验室检查的结果等。

2. 确定居家护理健康问题 健康问题是服务对象生命历程所经历的，能在护理范围内得到解决的生理、精神、心理、社会文化等方面的问题。健康问题可能是现存的，也可能是潜在的，但必须是通过护理手段能解决的。可以从以下几方面考虑解决健康问题的优先顺序。

（1）服务对象感到最困难、最需要援助的问题。

（2）家庭中感到最困难的问题。

（3）服务对象和家属观点有差异的问题。

（4）从护理专业角度考虑到的护理问题。

（5）护士提供的护理与家属和本人需要相一致的问题。

3. 制订居家护理计划

（1）确定居家护理活动的先后顺序　护士收集服务对象资料，认真归纳、整理、分析后，确定其护理需要。当护理需要不止一项时，不可能在同一时间内同时满足。因此，护士应根据服务对象健康问题的轻重缓急及其意愿等，按照人的基本需要理论，结合现有资源，按先后顺序逐一满足护理需要。

（2）制订预期目标　护理目标是对希望达到的护理效果的准确描述。居家护理目标通常分为近期目标和远期目标，近期目标是针对某一护理诊断，服务对象分阶段所能达到的目标；远期目标是对服务对象所能达成的最佳护理效果的描述。制订居家护理目标时，要注意近期目标与远期目标相结合。

（3）选择护理措施　护士应科学而有针对性地选择护理措施，护理措施要具体、有指导性和可行性，护士和服务对象均能正确执行。

4. 实施居家护理计划

（1）准备　居家护理计划实施前护士要做好充分的准备工作，保证计划的顺利实施。护士应熟悉居家护理计划的详细内容，明确护理目标和护理措施，协调各种可利用的资源，提前准备好计划实施过程中需要的各种仪器设备和易耗品，并提前仔细检查和调试，确保正常使用，同时做好心理、知识与技能的充分准备。让服务对象提前了解居家护理计划的详细内容和实施计划的意义，做好沟通工作，使服务对象知情同意，积极配合。

（2）执行　是按居家护理计划执行护理措施的过程。在计划执行过程中，护士应随时监督和评价计划执行情况，并根据实际情况不断调整居家护理计划，使其最终达到护理目标。实施内容主要有遵医嘱进行护理技术操作、日常生活护理、服药指导和保健指导等。

（3）记录　护士应及时、准确、真实地记录居家护理计划执行情况，包括护理服务时间、内容、服务效果和服务对象的反应等。

5. 居家护理评价

（1）随时评价　随时评价是每次进行居家护理时的评价。

（2）定期随访性评价　对接受居家护理者每隔 1～2 个月进行一次全面评价，评价接受居家护理后的效果，是否实现近期目标。

（3）年度总结性评价　对长期接受居家护理者，至少每年进行一次回顾性总结评价，结合远期目标评价居家护理服务效果。评价内容包括服务对象的病情总结性评价、身心全面回顾与总结、对其他情况的总结评价。

？ 想一想

杜瓦尔家庭生活周期分为哪几个阶段？

答案解析

答案解析

目标检测

单项选择题

1. 从人类社会发展的过程来看，家庭主要类型由古至今的演变次序是

    A. 联合家庭—主干家庭—核心家庭

    B. 主干家庭—联合家庭—核心家庭

    C. 联合家庭—核心家庭—主干家庭

    D. 核心家庭—主干家庭—联合家庭

    E. 主干家庭—核心家庭—联合家庭

2. 关于家庭类型，下面的陈述错误的是

    A. 核心家庭规模小、人数少、结构简单、关系单纯

    B. 核心家庭家庭内部只有一个权力和活动中心，便于作出决定，也便于迁移

    C. 主干家庭往往有一个权力和活动中心，还有一个次中心存在

    D. 单身家庭不具备传统的家庭形式，也不行使家庭的功能

    E. 联合家庭结构相对松散且不稳定，难以做出一致的决定

3. 不受家庭影响的因素是

    A. 个人的身心发展   B. 个人的性格形成

    C. 个人的经济收入   D. 个人的疾病恢复

    E. 个人的生活方式

4. 不属于家庭结构评估内容的是

    A. 沟通与交流   B. 家庭角色

    C. 家庭权力   D. 家庭成员间的情感

    E. 价值观与信仰

5. 核心家庭的特点是

    A. 家庭内部有一个权力和活动中心

    B. 家庭内部有一个权力和活动中心，还有一个次中心存在

    C. 家庭内部同时存在几个权力和活动中心

    D. 家庭内部有一个权力中心，几个次权力中心

    E. 家庭内部有一个权力中心，几个活动中心

（谭　庆）

书网融合……

   重点回顾

   微课

   习题

第五章　社区儿童保健护理

<table>
<tr><td rowspan="1">学习目标</td><td>

知识目标：

1. 掌握　社区儿童保健护理的概念，儿童各期保健护理工作的要点；预防接种、计划免疫的概念。

2. 熟悉　社区儿童的保健工作的基本内容及儿童各个时期生长发育的特点。

3. 了解　计划免疫和预防接种的注意事项。

技能目标：

1. 学会运用所学知识和技能为社区儿童及家长进行健康教育和健康指导。

2. 学会应对儿童各时期常见健康问题及意外的处理。

素质目标：

1. 具有照护儿童的爱心、耐心和细心以及预防儿童健康问题发生的敏锐观察能力。

2. 具有善于与社区居民进行良好沟通的能力，共同为社区儿童健康服务。

</td></tr>
</table>

📖 **导学情景**

情景描述： 开学初，某社区护士小刘为本社区三年级 6 个班 300 名学生进行健康体检时发现，有 50 名学生出现下颌后牙黄褐色，探诊有粗糙感，有明显的龋洞，学生自述吃冷、热、酸、甜和食物嵌入会出现疼痛反应。针对这一现象，小刘对学生家长进行问卷调查，调查结果显示：有 60% 的孩子膳食习惯为高脂、高糖饮食，没有良好的刷牙习惯。

情景分析： 依据儿童临床表现初步诊断为龋齿。

讨论： 请问社区护士小刘应该如何指导学生健康保健？

学前导语： 社区儿童保健护理是保护和促进社区儿童健康的重要措施，社区护士应掌握相关保健护理措施，维护儿童的健康权利，使其身心健康发展。

孩子是祖国的未来，家庭的希望，孩子健康快乐的成长决定了一个国家未来人口的素质。儿童期是人的一生中身心发展速度最快的时期，社区卫生工作人员应该了解社区儿童的需求，充分利用社区资源，实施保健与护理，最大限度地促进社区儿童健康快乐的成长。

第一节　概　述 🅔微课

PPT

一、社区儿童保健护理的概述

（一）社区儿童保健护理的概念

当前，我国受社会政治、经济、文化、卫生服务设施和人口数量及构成比等因素的影响，儿童保健护理仍然面临着诸多问题与挑战。党的十八大以来，国家高度重视儿童发展和权利保护，坚持优先发展儿童事业，促进儿童全面发展，婴儿死亡率、5 岁以下儿童死亡率等儿童发展指标已明显降低。2021 年 6 月 1 日新编制实施的《中国儿童发展纲要（2021～2030 年）》从健康、教育、福利、法律保护、社会环境 5 个领域，提出了 2021～2030 年的主要目标和策略措施，实施健康儿童行动提升计划，围绕新生儿安全、出生缺陷防治、儿童保健服务、儿童早期发展、儿童营养与运动、儿童健康服务体系、儿童中医药保健服务等方面，全面推进儿童健康工作。《纲要》的发布和实施，将健全婴幼儿发展政策上升到实施积极应对人口老龄化国家战略，体现了新发展阶段下儿童健康事业的必要性和紧迫性，必将进一步促进我国儿童的健康成长，也更加有利于社区儿童的健康护理管理工作的开展，更好地促进儿童全面发展和权利保护。

儿童在不同的年龄阶段，他们的解剖、生理、病理的发展变化各自具有一定的特点，根据这些特点，将儿童时期划分为 5 个年龄期，即新生儿期、婴儿期、幼儿期、学龄前期及学龄期。社区儿童保健护理是指社区卫生服务工作者根据儿童不同时期的生长发育的规律和特点，以解决社区内儿童的健康问题为核心，以满足他们的健康需求为目的，为其提供系统化的服务。

👁 看一看

2011 年，国务院颁布了《中国儿童发展纲要》（2011～2021 年），从儿童健康、教育、法律保护和环境四个领域提出了儿童发展的主要目标和策略措施。截至 2020 年，儿童健康、营养状况持续改善，0～6 个月婴儿纯母乳喂养率达到 50% 以上，纳入国家免疫规划的疫苗接种率达到 90% 以上，婴儿和 5 岁以下儿童死亡率分别控制在 10‰ 和 13‰ 以下。

（二）社区儿童保健护理工作的基本内容

社区儿童保健护理工作主要以社区内儿童的健康问题防治为主，满足社区儿童健康成长的基本需要。其基本内容包括对社区各阶段儿童的体格检查、生长发育监测、健康教育、保健指导、心理咨询、计划免疫、常见病、多发病及常见意外的防治等。

1. 开展健康教育 社区卫生工作人员应该充分利用不同方式宣传普及儿童保健知识，包括：加强产前检查，促进优生优育；合理营养和平衡膳食，促进儿童的生长发育；对影响婴幼儿最常见的 4 种疾病（维生素 D 缺乏性佝偻病、营养性缺铁性贫血、小儿肺炎、婴幼儿腹泻）的发生及预防控制知识，常见意外（溺水、气管异物、误食、烧灼伤、犬咬伤）的预防知识，儿童心理卫生知识，正确的养育知识等；普及科学育儿知识，使有关人员了解儿童的特点，早期教育，培养良好的个性品质，增强对个人、家庭、社会的情感以及在复杂社会环境中的适应能力，减少疾病的发生，促进儿童的健康成长。

2. 促进儿童正常的生长发育

（1）对儿童生长发育及健康进行评估 利用儿童的生长发育评估方法，定期对社区儿童进行生长发育的评估。对有生长发育障碍的儿童，社区护士应该及时指导及督促其父母进行矫正及诊治。

（2）促进儿童保持良好的营养状态 社区护士了解儿童的营养状态，辅导其父母和儿童的养育机构掌握正确的儿童喂养方法，合理营养和平衡膳食，保持各种营养素的平衡摄入，满足儿童生长发育的需要。

（3）促进亲子关系的建立 社区护士根据儿童的年龄特点，指导父母掌握亲子关系建立的方法及技巧，使他们了解并意识到亲子关系对儿童成长发展的重要意义，培养儿童的良好个性品质。

3. 儿童预防保健和康复

（1）家庭的预防保健 社区护士要根据儿童的生长发育特点，做好不同年龄段儿童家属的预防保健工作咨询和指导。

（2）促进儿童接受系统的预防接种　宣传预防接种的重要性，做好社区儿童基础免疫工作，督促父母按时对儿童实施预防接种，有计划地实施卡介苗、乙肝疫苗、百白破三联针疫苗、脊髓灰质炎疫苗、麻疹疫苗、流脑疫苗等免疫接种，使接种疫苗儿童达到和保持较强的免疫能力，有效控制相关传染病的流行。

（3）儿童预防保健的协调及指导工作　一般儿童从 3 岁开始，要进入幼儿园、小学、中学，开始集体生活及学习。因此，社区卫生工作人员要与这些机构的相关人员及时沟通交流，督促和指导相关儿童预防保健知识，协调做好儿童的保健工作。

（4）儿童常见病、多发病的防治工作　对常见病、多发病作好预防及早期发现、及时治疗工作。如在传染病的发生季节实施卫生宣教，发放预防药物，进行必要的家庭访视。发现儿童患病，指导其家长积极配合医生做好治疗工作，随时观察儿童对治疗的反应并做出相应处理。

（5）患病儿童的康复工作　对于因患有慢性病、发生意外事故、先天性畸形等原因导致的儿童器官结构及功能异常者，社区护士应作好儿童的居家护理工作，制订康复计划，促进儿童的早日康复，或在功能受限的情况下保持患儿良好的生活质量。

4. 儿童保健系统管理

（1）社区儿童档案的建立　社区护士应及时做好儿童各种健康状况的记录，为社区内的每位儿童建立健康档案。社区儿童档案的内容包括儿童的姓名、性别、年龄、出生情况、生长发育情况、社会心理状况、营养状况、患病情况、计划免疫情况、家庭状况等，并及时了解社区内每一位儿童健康状况的动态变化，根据情况给予具体的护理措施。

（2）社区儿童健康状况的统计　社区护士应掌握所在社区内的儿童健康状况，以新生儿为重点，对新生儿、婴幼儿及体弱儿建立系统管理卡片和访视制度，按照常规管理。6 岁以下的儿童要根据年龄定期体检，利用儿童生长发育监测指标、健康指标及流行病学的调查统计方法观察生长发育情况，分析儿童的健康状况，及时发现和解决不利于儿童生长发育的因素，并向有关部门及时汇报，为开展儿童保健工作提供科学依据。

二、社区儿童保健护理的意义

1. 促进儿童的早期教育　普及科学知识，将早教知识传授给家长和托幼机构的工作人员，对儿童进行早期教育，以促进儿童身心健康全面发展。

2. 促进儿童的生长发育　社区卫生保健人员能够监督及指导父母对儿童的养育，同时社区卫生保健人员也能及时发现儿童生长发育中遇到的社会心理问题，及时采取预治措施。

3. 减少儿童患病率及死亡率　对社区内的儿童家长集中进行健康教育，普及儿童保健知识及早期教育知识，降低社区内各种儿童疾病的发生率；通过社会综合防治措施，加强计划免疫，以控制或消灭儿童时期的某些传染性疾病，如鼠疫、霍乱、脊髓灰质炎、结核病等，提高儿童的机体免疫力，减少疾病患病率和死亡率。

4. 依法保障儿童权利和权益　依据《中华人民共和国母婴保健法》《中华人民共和国未成年人保护法》《中华人民共和国收养法》等法律法规，与相关部门协调配合，依法保障社区儿童生存权、受保护权、发展权、参与权，控制并减少儿童受虐待、被忽视及使用童工等侵害儿童人身权利案件的发生。

练一练5-1

最常见影响婴幼儿的疾病中，不包括（　）

A. 维生素 D 缺乏性佝偻病　　　B. 窒息　　　C. 小儿肺炎

D. 营养缺铁性贫血　　　E. 婴幼儿腹泻

答案解析

PPT

第二节　不同阶段儿童的特点

社区护士是社区儿童的健康保护者，担负着社区儿童的健康管理工作。人们将儿童时期划分为五个年龄期，即新生儿期、婴儿期、幼儿期、学龄前期、学龄期。各期之间既有联系又有区别，不能截然分开，了解各期的特点及其影响因素，有助于社区护士有针对性地对各发展阶段儿童实施健康管理。

一、新生儿期

新生儿期（neonatal period）是指从胎儿娩出、脐带结扎到生后满28天。这一阶段是小儿脱离母体后生理功能进行调整以逐渐适应外界环境的开始独立生活的关键时期。新生儿期各器官的功能发育尚不成熟，生理调节能力和对外界变化的适应能力较差，抵抗疾病的能力较弱。这个时期容易患各种疾病，如缺氧、感染、窒息、黄疸、寒冷损伤综合征等，病情变化快，特别是生后一周内的新生儿发病率和死亡率较高。新生儿期的主要保健任务为新生儿健康检查、日常生活指导和育儿知识的传授等。

（一）新生儿的生理特点

1. 外貌　新生儿刚出生时，皮肤红润，哭声响亮。因胎头在产道里受到挤压导致头部呈椭圆形，头部占身长的1/4，前额大而且突出。前囟门呈菱形，长3～4cm，宽2～3cm；后囟门呈三角形，长约1cm。指（趾）甲达到或超过指（趾）尖，足纹遍及整个足底，女婴大阴唇覆盖小阴唇，男婴睾丸已降入阴囊。

2. 体温调节　新生儿体温调节中枢功能不成熟，皮下脂肪较薄，体表面积相对较大，皮肤散热快，适应环境的能力较差，出生后易受环境温度影响出现体温波动，环境温度过低时容易发生体温明显下降；环境温度过高、散热不足或进食少可使体温升高，发生脱水热。

3. 消化系统　新生儿消化系统发育尚不完善，胃呈水平位，容量小，食管下部括约肌松弛，幽门括约肌较发达，极易发生溢奶、吐奶，这是正常的生理现象。新生儿在出生后12小时内，首次排出无臭的墨绿色黏稠状胎便，主要成分是胆色素，这是胎儿在子宫内形成的排泄物，称为胎便。正常新生儿大便呈金黄色，黏稠，均匀，颗粒小，无特殊臭味。排便次数不定，每天3～4次。如果新生儿出生24小时内没有粪便排出，应及时检查，排除肠道畸形的可能。

4. 呼吸系统　新生儿出生后即开始啼哭，呼吸系统建立。但呼吸中枢调节机能不够完善，呼吸功能较弱，呼吸运动主要靠膈肌的升降，以腹式呼吸为主。呼吸表浅，节律不规则，频率较快，可在40～60次/分。

5. 循环系统　新生儿呼吸功能建立后，胎盘血液循环中断，建立新生儿血液循环。足月儿心率较快，可在90～160次/分，熟睡时可减至70次/分，哭闹时可达180次/分，均属正常范围，早产儿的心率会更快。足月新生儿血压波动在70/50mmHg，血压的高低与脐带结扎早晚有关。血流多集中于躯干及内脏，故新生儿四肢易发冷出现青紫现象。

6. 免疫系统　新生儿的特异性和非特异性免疫功能均不够成熟，血清免疫球蛋白中，出生时IgG来自母体（IgG能通过母体），早产儿体内含量较低。IgA、IgM不能通过胎盘，胎儿自身产生。新生儿通过母乳中获得分泌型IgA、乳铁蛋白和溶菌酶等，可以增加免疫力。

7. 特殊生理现象

（1）新生儿黄疸　由于胎儿出生后血氧分压突然升高，红细胞破坏较多，产生较多胆红素，新生儿肝酶系统发育尚未成熟，生后2～3天左右，皮肤、黏膜及巩膜会出现不同程度的黄染，第4～6天达高峰，绝大多数在7～14天会自行消退，医学上称为"生理性黄疸"。若黄疸出现过早或消退过晚，有可能是病理性黄疸，应及时送医院诊治。

（2）生理性体重下降　　出生后 2~4 天由于进食量没有形成规律，摄入少，经皮肤、呼吸、大小便排出水分相对较多等影响，可出现生理性体重下降，体重会比刚出生时减轻 200~300g，下降范围一般不超过 10%，4 天后体重开始回升，7~10 天后恢复到刚出生时的体重，以后持续增长。如果新生儿出生 10 天后，体重仍不能恢复正常或下降过多，应去医院就诊。

（3）乳腺肿大　　由于受胎盘分泌的激素影响，新生儿出生后 3~4 天可发生乳腺肿大，有些甚至有少许乳汁分泌，这都属于正常现象，一般 2~3 周后自然消退。

（4）假月经　　由于妊娠后期母体雌激素全部进入胎儿体内，出生后雌激素影响突然中断，使子宫及阴道上皮组织脱落，女婴出生 1 周内，阴道分泌白带样物质及少量血性分泌物，形成"假月经"，1~2 日后自然消失，属正常生理现象。

（5）马牙与螳螂嘴　　由于上皮细胞堆积或黏液腺分泌物积留，出生后数周，新生儿上颚中线和牙龈切缘上常有黄白色、米粒大小颗粒，少则 1~2 颗，多则数十颗，俗称"马牙"，数月后自行消退。新生儿在口腔的两侧颊部各有一个较厚的脂肪隆起，俗称"螳螂嘴"，它有帮助新生儿吸吮乳汁的作用。两者均属正常现象，不可用布擦拭或用针挑破，以免损伤黏膜，引起感染。

（二）新生儿的神经心理特点

新生儿的大脑发育领先于其他器官，出生时脑重量约为 370g，占体重的 1/8。但大脑的功能发育不成熟，存在泛化的不随意运动。新生儿睡眠中会不自觉地手足运动、皱眉或微笑。新生儿具备了觅食、吸吮、吞咽、拥抱、手握持、踏步等原始反射。这些特殊的生理性神经反射在生后 3~5 个月会自然消失。新生儿的皮肤触觉、听觉、温度觉及味觉很灵敏，口周、足底等部位触之即有反应，能分辨母体的气味，会以啼哭表示不适或需要。

二、婴儿期

婴儿期（infancy period）是指出生 28 天到未满 1 周岁，又称乳儿期。此阶段婴儿生长发育迅速，新陈代谢旺盛，是人一生中生长发育的第一个高峰期。婴儿期的主要保健任务为喂养与婴幼儿营养，促进感知觉、语言和动作的发展，做好预防接种工作，养成良好生活习惯以及预防意外伤害的发生等。

（一）婴儿期儿童的生理特点

1. 婴儿期是人一生中生长发育最迅速的阶段，此期孩子的新陈代谢旺盛，6~8 个月开始长出乳牙，12 月龄婴儿体重增长至出生时的 3 倍，身高增至出生时期的 1.5 倍。对能量和蛋白质的需求量高，但消化吸收功能发育尚不完善。婴儿期膳食需经历从乳食逐渐过渡到普通膳食的过程，如喂养不当，容易发生消化紊乱或营养不良。

2. 婴儿期抗病能力较弱，从母体获得的抗体逐渐消失，而自身免疫系统发育尚不成熟，容易受病原体侵袭发生各种感染和传染性疾病。

3. 婴儿的自主运动能力发育很快，逐渐能爬、站、握持和行走，一般规律是"二抬四翻六会坐，七滚八爬周会走"。但平衡能力较差，运动中容易出现意外。

4. 婴儿出生后已有视觉感应功能，但此时不能根据物体远近及时调节晶状体的厚度，2 个月时已有光觉反应，可协调注视物体；4~5 个月时头眼协调较好，开始认识自己的母亲，眼睛可以追寻活动着的玩具、物体。6~7 个月时，能分辨悦耳的声音和不高兴时发出的声音，当有人叫其名字时能做出反应，开始发出"爸爸""妈妈"等无意识复音，能听懂自己的名字。接近周岁的小儿能对应别人的语言指出相应的东西，表明有了记忆。

（二）婴儿期儿童的心理、社会适应特点

大脑的发育尤其是大脑皮层细胞的增殖、增大和分化主要在孕后期和生后第一年内，尤其是出生后 6 个月内，是大脑和智力发育的关键时期。6 个月时脑重为 600～700g。

婴儿期的感知觉发育较快，逐渐具备接受学习的能力，表现出对陌生世界的了解欲望，是进行早期教育的适宜时机。与母亲（照顾者）之间逐渐建立良好的依赖性和信任感。6 个月以后开始认生，不愿与母亲分离。对人、环境和事物的识别与定向能力逐渐加强，能从不同玩具中挑出其喜爱的玩具。情感认知、意志活动逐渐协调，可表现特征明确的喜怒哀乐，用简单的语言或行为表达亲近或拒绝的态度。注意力容易随新奇的事物出现而转移，有一定程度的对本能需要的自控能力，可出现及时表达进食、排泄以及躯体不适等基本生理需求的能力。意识支配的自主活动开始出现。此期的婴儿缺乏躲避危险的能力，但有强烈的试图摆脱约束的行为倾向，出现第一个心理危险期，其特征是很容易出现任性，发生意外，若家长不能合理应对，如过度溺爱或限制不当，可能导致儿童成年后的人格缺陷。

三、幼儿期

幼儿期（toddler period）是指从 1 周岁后到满 3 周岁之前，又称学步期。此阶段小儿体格发育速度较婴儿期减慢，智力发育加快，乳牙出齐，活动范围增大，能独立行走，接触社会事物增多，但缺乏对危险的识别能力，是儿童生理、心理、社会适应能力发育完善的重要时期。此期的主要保健任务是注意合理喂养并养成良好的饮食及卫生习惯，注意早期教育，安全护理及预防传染病，培养幼儿形成良好的人格。

（一）幼儿期儿童的生理特点

1. 幼儿期体格生长速度较婴儿期减慢，但机体各个系统功能进一步趋于完善。2 岁以后体重每年平均增加 2kg，身长每年平均增加 5cm，大脑的发育较快，脑重为成年人 3/4，语言、动作和心理方面有明显发展，活动增多，但识别危险的能力不足，容易发生意外损伤。

2. 正常发育的幼儿 1 周岁头围约 46cm，2 岁时约 48cm。在 1～1.5 岁囟门闭合，1 岁时长出 6～8 颗乳牙，2 岁至 2 岁半左右 20 颗乳牙全部出齐。由于消化吸收功能尚未发育完善，饮食从乳汁逐渐过渡到饭菜阶段，如果喂养不当容易发生营养缺乏和消化功能紊乱。

3. 幼儿期的儿童免疫系统发育已逐渐完善，抗病能力有所提高，感染性疾病的发生机会已呈逐渐下降趋势。

4. 中枢神经系统迅速分化发育，促进了语言、思维、运动能力和学习能力。已经具有使用语言表达个人要求和与人交往的初步能力，如 1 岁开始会说单词，2 岁能说简单的人、物品和图片，能讲 2～3 个字的词组；能完成较精细的协调动作，会走、跑、跳、攀高、握笔、持勺、搭积木等；与外界环境接触的机会大大增加，能用语言表达个人思想和要求的能力，具有与人交往的能力，更快地促进了心理发展，表现为独立性、自主性、好奇心增强、乐于模仿。随着年龄的增长，对客观事物的认识与情感多样化，易产生荣誉感、同情心、信任感，心理、思维能力发展迅速，对人、环境和事物的识别与定向能力逐渐加强，试图摆脱约束的行为倾向逐渐加强，家长（照顾者）如能正确的引导和合理应对，能逐渐区别好与坏、对与错、喜欢与不喜欢，可以养成良好的生活和卫生习惯，培养坚强的性格和意志力。

（二）幼儿期儿童的心理、社会适应特点

人的心理社会发展在很大程度上受性格的影响。性格的形成固然有生理基础，但其生活环境以及生长经历，在性格形成过程中起着至关重要的作用。幼儿的家庭、幼儿在家中的地位、家长的处世方式，无不对儿童产生很大影响。幼儿期儿童经历了从家庭环境到托幼园（所）集体生活环境的转变，随着生活范围的扩大，幼儿逐步适应了与他人相处的状况，形成了心理发展上的各种变化，其生活能力、认知能力、人际交往能力都得到迅速的发展，养成了生活和卫生习惯，初步有了是非观念，个性特征已经基本形成。在幼儿期各种认知过程中幼儿的无意识占优势，主要受外界事物和自身情绪的控制支配，不受理智支配。

四、学龄前期

学龄前期（preschool period）指的是 3 周岁后到 6 ~ 7 岁入小学前的时期。这一时期的儿童体格发育速度较慢，智力发育加快，求知欲增强，爱提问，好奇心强，喜欢模仿。学龄前期的主要保健任务为平衡膳食、促进儿童思维的发展、指导入幼托机构的准备以及协助幼托机构进行儿童保健。

（一）学龄前期儿童的生理特点

1. 生理发育　学龄前期儿童身高、体重增长稳定，5 ~ 6 岁乳牙开始脱落，恒牙长出，绘画能力增强，运动功发育趋于成熟，有整体概念，能跳、跑、攀登等动作，比较灵活自如。机体抵抗力逐渐增强，免疫系统发育迅速完善，但不成熟，容易患急性肾炎、风湿病等免疫性疾病。6 岁的儿童肌肉发育逐渐发达，手眼合作完善，能熟练地用筷子吃饭，能跟着音乐节拍跳舞和演奏简单乐器。智能发育更趋完善，求知欲强，善模仿，容易发生意外事故，应注意预防。

2. 感知觉的发展　学龄前期，儿童各种感觉都在迅速完善，特别是一些复杂的感觉都有了进一步的发展。语言和思维能力进一步发展，学会跳舞、背诵儿歌、讲故事等。开始有初步抽象思维，想象的萌芽，记忆力好，好发问。3 岁能辨上下，4 岁能辨前后，5 岁能辨左右。对周围人和环境的反应能力更趋于完善，逐渐形成较为明显的个性倾向。

（二）学龄前期儿童的心理发展

学龄前期的儿童由于言语词汇的增多和动作的发展，对周围的一切产生了强烈的兴趣，易萌发各种思想、行为、好奇和幻想。会渴望独立，并初步形成参与社会实践活动的愿望和能力，具体表现在愿意帮助父母做事情，但由于缺乏知识、经验和能力，常常事与愿违。随着心理过程的不断发展，学龄前期即可具有最初的对事物的分析、综合与抽象概括的能力，这就使他们在游戏等活动中初步学习运用逻辑思维的能力。儿童的个性倾向在幼儿期萌芽，在学龄前期就可形成较为明显的个性倾向。

五、学龄期

学龄期（school age period）指的是 6 ~ 7 岁进入小学到 12 ~ 14 岁进入青春期前的时期，也称童年期。这一时期的儿童体格生长发育稳步增长，除生殖系统外的其他器官到学龄期阶段末已接近成年人水平，机体抵抗力增强，感染疾病的机会减少。个性倾向越发明显，是培养优良品质和社会交往能力的关键时期。此期的主要保健任务为协助学校做好儿童的保健工作，包括形成良好生活习惯、预防近视、龋齿等疾病及意外伤害、性早熟儿童的健康管理、防止家庭内及学校虐待。

（一）学龄期儿童的生理特点

1. 学龄期儿童的身高、体重仍稳步增长，脑的形成已基本和成人相同，智能发育较学龄前期更趋向成熟，理解、分析、控制和综合能力逐渐增强，记忆力强，是接受教育、增长知识的重要时期。

2. 感知觉的发展。学龄期儿童视觉、听觉感受性及视力调节能力不断发展，辨别音调的能力逐渐提高。知觉的持续性和目的性逐步加强，能辨认自己的左右方向，能区别昨天、今天、明天、四季等概念。

（二）学龄期儿童的心理特点

1. 学龄期儿童思维特征。这一时期儿童的思维从以具体形象思维为主要形式过渡到以抽象逻辑思维为主要形式，并以直观具体的形式理解概念和事物。

2. 学龄期儿童个性特征越来越固定，个性倾向也越发明显，是形成自信和自卑的关键时期。学龄期的儿童通过学习、参加集体和社会活动，不断体验人与人以及人与集体间的关系，体验团结友爱、互帮互助的积极情感和友好氛围，就会形成诚实、勤奋、责任心强等优良品质；相反，如果自觉能力不足，无力与他人相处甚至有挫败感，可能会形成任性、懒惰、蛮横等不良性格。

✐ **练一练5-2**

人一生中生长发育最迅速的阶段是

A. 新生儿期   B. 婴儿期   C. 幼儿期

D. 学龄前期   E. 学龄期

答案解析

第三节 儿童保健护理工作

PPT

儿童时期是人的生长发育的关键时期。这一时期的儿童处于不断变化的生长发育过程中，其身体大小、比例、组成部分、器官功能及精神心理智能都在随着年龄的增长不断变化并逐渐成熟。在儿童的生长发育过程中，外界环境和教育起到极大的作用。社区护士通过对家长（照顾者）及儿童进行健康教育、健康咨询、预防接种及儿童生长发育的筛查等保健措施，促进儿童的生长发育及健康人格的形成，提高免疫力，增强儿童的体质，降低婴幼儿常见病、多发病的发病率和死亡率，保障儿童的健康成长。

一、新生儿期的保健护理

由于出生后内外环境的巨大变化，新生儿身体各器官的功能发育尚不成熟，自身的调节和适应能力及抵抗能力又较差，极易发生各种疾病，如窒息、出血、硬肿症、破伤风等，所以新生儿期是发病率和死亡率最高的时期。

（一）新生儿家庭访视

新生儿出院后24小时内，一般不超过72小时，社区护理人员到新生儿家中进行家庭访视。家庭访视的目的是定期对新生儿进行健康体检，做好生长发育评估，早期发现问题及时处理；督促、指导家长（照顾者）按时完成预防接种，对家长进行科学育儿知识的指导。了解出生时情况、预防接种情况，在开展新生儿疾病筛查的地区了解新生儿疾病筛查情况等。观察家居环境，重点询问和观察喂养、睡眠、大小便、黄疸、脐部情况、口腔发育等，为新生儿测量体温，记录出生时体重、身长，进行体格检查，同时建立《0~6岁儿童保健手册》。如果发现新生儿未接种卡介苗和第1剂乙肝疫苗，提醒家长尽快补种。如果发现新生儿未接受新生儿疾病筛查，告知家长到具备筛查条件的医疗保健机构补筛。对正常足月新生儿出生后28天内一般需访视3~4次。对于有特殊情况的新生儿，如出生体重不足2500g的早产儿或小样儿；出生体重低于2000g或体温低于25℃的新生儿；双胎、多胎或有出生缺陷的新生儿，社区护士根据实际情况增加访视次数，及时发现情况，及时处理。

（二）衣着与保暖

新生儿体温调节中枢发育不完善，体温常受周围环境影响，居室应阳光充足，空气新鲜，室内最适温度为 22~26℃，相对湿度为 50%~60%。预防发生新生儿硬肿症，体温应保持在 36~37℃。为防止发生脱水热，夏季应避免室温过高、衣被不宜过厚。冬季室温过低，应指导家长正确使用热水袋或代用品等保温方法，预防发生新生儿硬肿症，但同时也要注意防止烫伤。新生儿衣被不宜过厚，衣服和尿布须选用清洁、柔软、吸水性好、浅颜色的布料，包裹时不宜太紧，不能用带子直接捆绑，应便于新生儿四肢自由伸展。

（三）喂养指导

1. 母乳喂养 应大力提倡母乳喂养。母乳是新生儿最佳天然食品，营养成分与热量适宜，易消化吸收，卫生又经济便捷，能增强婴儿的免疫力，温度适宜，喂养简单方便。因此，鼓励母乳喂养，应尽早进行，按需哺乳，有助于促进新生儿的生长发育和提高抗病能力，防止新生儿发生低血糖；亦可增强产妇子宫收缩，促进胎盘娩出，减少产后出血，促进母亲泌乳和产后母体康复，还有利于建立良好的母子感情。社区护士应指导母亲正确的哺乳方法与技巧，评估乳汁分泌及乳房、乳头的保护情况。

2. 人工喂养 是指由于母亲因各种情况不能喂哺婴儿，使用其他乳制品或代乳品喂养婴儿的方法。目前较好的代乳品为婴儿配方奶粉，使用时喂养浓度按照包装上的说明进行。人工喂养时应注意，在喂哺前，检查奶头孔的大小和奶液的温度。喂哺时奶瓶倾斜度以奶汁始终充满奶头为宜，以免小儿吞入大量空气，喂哺后，应将小儿抱起拍背，并将奶具清洗干净，煮沸消毒。

3. 混合喂养 若由于乳汁分泌不足或其他原因不能全部以母乳喂养而部分用牛乳、配方奶粉或其他代乳品补充者称为混合喂养。一般由于因母乳量少不能满足新生儿需求量，可指导采用混合喂养。每次喂养应先喂母乳，先将两侧乳房吸空，后补充乳品或代乳品，防止因吸吮刺激次数减少导致母乳分泌的骤降。

（四）脐部护理

新生儿出生后 4~7 天内脐带会自动脱落，末端留下一个脐窝。脐窝处应保持干燥清洁，脐带未脱落前不可将新生儿浸泡在水中，以免弄湿脐窝。每天用 75% 的酒精棉签由内向外消毒脐带残端及脐周 1~2 次，每次 3 遍，后用无菌纱布覆盖。若发现脐周皮肤红肿，出现渗血、脓性分泌物，应立即去医院就诊。

（五）排便护理

正常母乳喂养的小儿大便为黄色、粥样、微带酸味，每日 3~5 次；牛奶喂养的小儿大便呈淡黄色，较母乳喂养儿的大便干燥，如发现异常应及时咨询或就诊。每次排便后用温水清洗臀部，勤换尿布，保持臀部干燥，必要时可使用氧化锌或 5% 鞣酸油膏涂抹局部皮肤，预防和治疗尿布疹。

（六）皮肤护理

新生儿皮肤娇嫩，且排泄次数多，应每天洗澡一次。沐浴的目的包括：清洁皮肤，增进婴儿舒适感；对婴儿一般情况进行观察与评估，早期发现问题，早期治疗，预防感染。沐浴的环境应避风，室温最好在 26~28℃ 之间。沐浴前应洗净双手，预防交叉感染。澡盆内应先倒冷水再倒热水，并以手腕内侧测试水温，以 38~40℃ 为宜。应避免在喂奶后 1 小时之内沐浴。沐浴顺序为先洗面部、头、颈、上肢、躯干、下肢，最后清洗腹股沟、臀部及外生殖器。

（七）早期教育

早期教育有助于新生儿身体、情感、智力、人格、精神等多方面的协调发展和健康成长。新生儿的听、视、触觉已初步发展，母亲（照顾者）可以通过哺乳、拥抱、抚摸、多与新生儿说话及用色彩鲜艳的、摇曳发声的玩具等方式刺激其视、听、触觉，促进新生儿神经心理的发育，增进母子之间的情感交流，促进新生儿的智力发育。

（八）常见健康问题的预防与护理

1. 新生儿黄疸 生理性黄疸是新生儿较常见的临床问题。新生儿肝酶系统发育尚未成熟，一般于生后 2~3 天出现不同程度的黄疸，4~5 天达高峰，至 7~10 天会自然消退，称为生理性黄疸。一般情况良好，无需治疗。若出现过早（出生后 24 小时内）或消退过晚、黄疸持续时间长（足月儿 >2 周，早产儿 >4 周）或退而复现、程度较重且有疾病伴随症状，应及时送医院诊治。

2. 新生儿窒息 是新生儿期最常见的意外伤害。新生儿窒息是指出生后新生儿不能建立正常的自主呼吸导致低氧血症、高碳酸血症、代谢性酸中毒及全身多脏器损伤，常因衣被、母亲的身体压迫、吐奶等引起。社区护士应指导母亲掌握正确的哺乳姿势，避免乳房阻塞婴儿口、鼻，每次喂奶后将婴儿竖立抱起，轻拍后背，使胃内空气排出，防止发生呛咳而引起窒息，避免将婴儿包裹得过紧、过厚、过严。如果发现新生儿发生意外窒息，呼吸停止，立即做心肺复苏，同时紧急送医院抢救。

3. 交叉感染 新生儿机体免疫力低下，抵抗力弱，容易发生交叉感染。社区护士应指导新生儿照顾者避免接触感染者，家人感冒时必须戴口罩才能接触新生儿，尽量减少亲友探视；母亲在哺乳前和护理前要清洁双手；新生儿用具要专用，食具在每次用后要及时清洁消毒；保持室内空气流通和环境整洁。

❓ 想一想

应该怎样避免新生儿窒息意外伤害的发生？

答案解析

二、婴儿期的保健护理

婴儿期的儿童生长发育进入一个高峰期。体格发育最快，体重成倍增长，所需热量及各种营养素相对较多，但其消化功能尚不完善，易发生消化和营养紊乱。婴儿期是视觉、情感、语言发育的关键时期，要重视促进婴儿的感知觉、动作和语言的培养。婴儿期体内来自母体的免疫抗体逐渐消失，而自身免疫功能尚不成熟，易患传染病和感染性疾病。因此，此阶段的保健重点在于合理喂养、及时添加辅食，加强营养，定期进行体格检查，适当进行户外活动以增强体质，并按期进行预防接种。

（一）衣着与保暖

婴儿衣着应简单、宽松、柔软，便于穿脱及四肢活动。婴儿颈部发育较短，上衣不宜有衣领，为利于胸廓发育，不宜穿松紧腰裤，适宜穿连衣裤或背带裤。

（二）辅食添加

婴儿期膳食以高能量、高蛋白的乳类为主，注意维生素 D 的补充。4 个月以内的婴儿提倡纯母乳喂养，婴儿 4 个月左右，开始添加辅食。辅食添加的原则要按照由少到多、由稀到稠、由细到粗、由一种到多种进行添加，以补充营养，为过渡到断奶后的饮食做准备。具体添加顺序可见表 5-1。注意训练婴儿的咀嚼功能，指导家长按顺序添加辅食。辅食添加时应注意观察婴儿粪便，以判断辅食添加是否过量，婴儿肠道是否适应，如发现消化不良或腹泻，应暂停添加辅食，等恢复正常后再添加辅食。

表 5 - 1　婴儿辅食添加的顺序

月龄	添加的辅食
1～3	鲜果汁、菜汁、鱼肝油制剂
4～6	水粉糊、稀粥、蛋黄、鱼泥或鱼粉、动物血、豆腐、肝泥、菜泥、水果泥
7～9	粥、面糊、饼干、面包、烤馒头片、鱼、蛋黄、蛋白、肝泥、碎肉末、黄豆制品、菜泥、水果泥
10～12	米粥、软饭、挂面、馒头、面包、碎菜、鱼、碎肉、碎肝末、油、豆制品

（三）体格锻炼

婴儿期要多做户外活动，进行空气、日光、水"三浴"锻炼，以增强体质，提高对外界环境的适应能力和抗病能力。进行户外活动时间可由最初的 5～10 分钟，逐渐延长到 1～2 小时，但要避免阳光直射面部。运动锻炼可以增强肌肉和骨骼的发育，加深呼吸，促进新陈代谢；还可以增强食欲，预防疾病。

（四）心理行为发育

婴儿期心理行为发育以感知、语言、动作训练为主，通过接触各种实物（如玩具、图片等）、做游戏、讲故事、背儿歌等，来促进智力、动作发育，培养良好的行为习惯、独立性和自主性。指导家长按月龄生长发育的特征并结合婴儿的实际能力适时训练其动作，有计划地锻炼孩子的运动能力，从早期的被动体操逐渐过渡到训练其翻身、爬、坐、站立、握持、扶持行走等。

（五）早期教育

1. 大小便的训练　排尿习惯从 2～3 个月开始训练。白天在睡前、睡后或吃奶后给小儿排尿采取一定的把尿姿势，发出"嘘嘘"声，使排尿时间、姿势和声音联系起来，形成排尿的条件反射；会坐后训练大小便坐便盆，每次 3～5 分钟；6 个月开始训练不兜尿布，从白天不兜、定时排尿后过渡到晚上按时将婴儿叫醒，让其坐盆小便，逐步过渡到晚上不兜布。

2. 语言训练　语言的发展是一个连续有序的过程，婴儿期是感知觉发展的快速期，是语言形成的关键时期。最先练习发音→感受和理解语言→表达（说话）。3 个月以内婴儿，在其床上悬吊颜色鲜艳、能发声及转动的玩具，引逗其注意，经常面对婴儿说话、唱歌；3～6 个月的婴儿，可选择各种颜色、形状、发声的玩具，引逗其看、指、找，引导其观察周围事物，增强注意力，同时用温和的声音表示鼓励、赞扬，用严厉的声音表示禁止、批评，培养婴儿分辨声调和好坏的能力。

（六）听力筛查及口腔护理

应在婴儿出生后不久就开始口腔卫生护理。婴儿在乳牙萌出前，应在哺乳后或睡前用温热水浸湿的纱布轻擦小儿口腔黏膜和牙床，以去除残留在口腔内的乳凝块。在 6、12、24、36 月龄时，使用"听性行为观察法"分别进行一次听力筛查。发现异常应及时转诊，进一步确诊治疗。

（七）生长发育监测

动态观察婴儿期生长发育趋势，早期发现生长迟缓现象，及时采取干预措施。监测指标包括：身高、体重、头围、腰围等。一般规定：生后 1 年内监测 5 次（第 1、3、5、8、12 月）。内科检查包括体格评价、健康喂养情况咨询和医学检查，在此基础上实施婴儿生长发育的系统管理。

（八）常见健康问题的预防与护理

1. 维生素 D 缺乏性佝偻病　是由于维生素 D 缺乏导致钙、磷代谢异常，使正在生长的骨垢端软骨板不能正常钙化，造成以骨骼病变为特征的一种慢性营养性疾病。临床表现为：初期婴儿多汗、夜惊、夜啼、易激惹、枕秃，后出现颅骨软化、方颅、前囟门闭合延迟、出牙延迟、"O"形或"X"形腿等，如治疗不及时会导致婴儿期严重佝偻病所遗留的不同程度的骨骼畸形。

护理重点是保持适当的日晒,晒太阳是预防佝偻病最直接有效、经济方便的方法。婴儿出生后2周开始每日口服预防剂量维生素D 400~800IU,严格掌握维生素D的预防和治疗剂量,并注意定期检测病情变化。提倡母乳喂养,同时增加户外活动,接受日光照射,促进钙的吸收。

2. 营养缺铁性贫血 提倡母乳喂养,因母乳中铁的吸收率高,及时合理添加辅助食物,尤其是含铁丰富的食物,如4个月后添加蛋黄;并于哺乳后加喂橘子汁或维生素C(50~100mg/d)以促进铁的吸收;8个月开始喂食肝泥、肉末等。

3. 婴儿自闭症 是一种广泛性发展障碍,典型表现为儿童交往障碍、语言沟通障碍、兴趣和活动局限、智力受损,出现刻板、重复的行为。婴儿自闭症是儿童时期特有的一种精神障碍,是儿童早期与外界环境接触障碍,尤其在独生子女中表现更突出。婴儿自闭症多与遗传物质病变、感染、免疫及孕期理化因子刺激有关。自闭症儿童表现为对亲人不依恋,对一些无生命的物品表现出特殊的依恋,有困难不愿诉说,不愿寻求大人的帮助,对周围事物的变化有强烈的抵触倾向,语言发育迟缓等。

护理重点是社区护士应与家长配合,共同为病儿创造良好的与人交往的环境。在孩子3岁以内父母不要长时间离开,主动教孩子说话,与孩子玩耍,培养孩子与熟人打招呼的礼貌行为,强化孩子的语言训练,在养育的过程中培养亲密的亲子感情。将孩子送入幼儿园,在集体生活中与正常儿童交往中接受帮助,获得社会交往能力,从而帮助孩子建立自信品质。家长应多向孩子的老师了解孩子在幼儿园的表现,多角度观察孩子,客观评价孩子,听取老师的意见,反思教育方法。对已有孤独问题或孤独倾向的儿童,应及时进行心理咨询和系统治疗。

👁 **看一看**

母乳喂养方法优点

1. 提供营养,促进发育 母乳营养丰富、热量高、营养素比例最适合婴儿消化吸收,而且随着婴儿生长发育的需要,母乳的质和量也会随之发生相应的改变。

2. 提高免疫力,预防疾病 母乳含有多种免疫活性细胞和丰富的免疫球蛋白,有抗感染作用。通过母乳喂养可预防婴儿腹泻、呼吸道和皮肤感染。

3. 预防产后出血 产妇产后哺乳、婴儿吸吮乳汁可刺激促进缩宫素的分泌,有助于增强产妇子宫收缩,减少产后出血。

4. 避孕 母亲哺乳会推迟月经的复潮及排卵,有利于计划生育。

5. 降低女性的患癌危险性 母乳喂养可减少母亲患乳腺癌、卵巢肿瘤的可能性。

6. 有利于建立良好的母子感情 通过母乳喂养,增加了婴儿与母亲皮肤接触的机会,并可观察婴儿的细微变化,有助于母婴之间情感联系,对婴儿建立健康心理具有重要作用。

4. 儿童多动症 又称多动综合征,是一种较为常见的儿童行为障碍。儿童多动症多与遗传因素、环境不良、教育不当、分娩时脑部缺氧、后天脑外伤、脑炎的影响有关。儿童多动症自婴幼儿期即易兴奋、多哭闹、睡眠差、喂食困难、不宜养成大小便定时的习惯。随年龄增长,除活动增多外,注意力不能集中,自我控制力较差,行为多带有冲动性,无目的,情绪易冲动而缺乏控制能力,上课不遵守纪律,继发性学习困难。患儿智力正常,但是因为精神集中、听觉辨别能力差和语言表达能力差,学习能力较低。部分多动症儿童存在知觉活动障碍,如在临摹图画时,往往分不清主体与背景的关系,不能分析图形的组合,不能将图形中各部分综合成一整体。

护理要点是社区护士应根据多动症儿童的具体表现,采取综合防治,并对家长进行宣传指导。一般对多动症儿童多采用启发性、形象生动的教育方法,培养儿童的学习兴趣。指导家长耐心帮助和教育儿童，有计划地进行管教，为儿童创造良好的学习环境，避免经常训斥和打骂。同时及时到相关机构进行咨询，通过正规的系统训练和治疗，逐渐使儿童达到注意力相对稳定。

三、幼儿期的保健护理

幼儿期儿童的饮食已从乳类转为以粮谷类为主，鱼、肉、蛋、蔬菜为辅的混合膳食并逐渐向成人饮食过渡，如果喂养不当极易发生消化功能紊乱和营养缺乏性疾病。幼儿期是儿童养成良好的生活和行为习惯的关键时期，注意生活饮食习惯的培养。这一时期儿童能独立活动，活动范围较大，安全意识薄弱，自我约束较差，自我防范意识较低，因此，做好家长安全防护教育是降低幼儿发生意外伤害和感染疾病的重要措施。

（一）生长发育监测

定期测量婴幼儿体重、身高、头围、胸围等，动态观察其生长发育趋势，早期发现生长迟缓现象，及早干预。我国卫生部规定：生后 1 年内监测 5 次（第 1、3、5、8、12 个月），第 2 年 3 次（第 15、20、24 个月），第 3 年 2 次（第 30、36 个月）。内容包括体格测量评价、健康喂养情况询问和医学检查，在此基础上实施婴幼儿的系统管理。

（二）合理膳食

幼儿应适当增加能量、蛋白质、维生素和矿物质等营养素的摄入，保证充足的热能，适当添加动物瘦肉、蛋类和豆制品，保证动物蛋白质和植物蛋白质的摄入量，满足幼儿生长发育的需要。每日"三餐两点制"为宜，即每日三次正餐，中间可加 1~2 次点心，乳品摄入每日 300~500ml。幼儿的咀嚼能力和胃肠道消化吸收能力尚不完善，膳食安排应注意荤素菜的合理搭配，色、香、味、形，以软、碎、烂、细为主，易于幼儿消化吸收利用。

（三）防治常见病

加强识别婴儿"四病"（营养性缺铁性贫血、维生素 D 缺乏性佝偻病、小儿肺炎和小儿腹泻）的早期预兆。通过加强营养、增强体格锻炼、培养良好卫生习惯、加强护理，按时完成免疫接种等，增强体质，提高防病能力。

（四）培养健康行为

根据幼儿神经、精神发育的程度及具体情况适时训练和培养幼儿良好的生活习惯，并适当提前。采用的方法是幼儿易于接受的形象具体的方式，包括示范、提醒、监督、讲故事等，重在耐心引导，不断强化，循序渐进，逐渐养成自觉行动的良好习惯。①饮食习惯：添加辅食时用小匙喂养，种类丰富多样，避免过分单调造成偏食。教育幼儿养成定时进餐，进餐时细嚼慢咽，不挑食、不偏食、不边吃边玩的良好习惯。②睡眠：独立睡眠，形成良好的睡眠姿势，同时创造安静怡人的睡眠环境，保证每天 12~13 小时充足睡眠。③卫生习惯：2 岁开始培养幼儿饭前便后洗手，饭后漱口，早晚刷牙的习惯。

（五）体格锻炼

锻炼可以增强儿童肌肉和骨骼发育，加强呼吸系统的发育，促进新陈代谢，还可以增强食欲，提高免疫力，预防疾病。幼儿期的体格锻炼应简单易行，注意个体差异。应依据这一时期的幼儿不同年龄、性别和身体健康状况选择适宜的锻炼方式，锻炼的内容、用具、环境设施等符合相应的卫生要求，预防运动性创伤。经常带孩子去户外活动，增加接触日光的机会，可以选择做操、排球、跑步等运动性游戏。

（六）早期教育

早期教育可以促进幼儿动作和智力的发育，及时挖掘小儿的智慧潜力。安排婴儿多接触各种实物、玩具、图片、音乐、听故事、唱儿歌、做游戏、启发孩子用语言表达思想等方式，加强幼儿感知觉、思维、语言、观察力和精细动作等能力培养。幼儿期是语言形成的关键时期，应经常与他交谈，鼓励其多说话，锻炼幼儿丰富的语言表达能力。

动作是心理的外部表现，动作的发展促进儿童心理发展。通过捡拾豆子、画画等游戏活动，发展幼儿的精细动作；通过学习自己洗手、穿脱衣服、收拾玩具等自理活动，促进幼儿的独立性和智力的发展，对一些危险行为应耐心讲解，并给予限制。在玩耍中家长鼓励儿童主动与其他孩子接触，建立友好的情绪和行为，对不喜欢交往或不敢交往的儿童应有意识地带他们参与集体活动，注重集体观念、道德观念和是非观念的培养，以提高幼儿社会适应能力；对有心理行为问题儿童可以通过专业人员进行矫治。

（七）安全防护

幼儿智能发育迅速，对外界充满好奇，却无安全意识，识别危险和保护自己的能力较差，易发生各种意外伤害，如外伤、窒息、气管异物、跌落伤、烧烫伤、中毒、触电等。因此，应指导家长加强安全教育至关重要，应做好居住环境及生活用品的安全管理，避免幼儿单独行动，外出活动时有家人陪伴，过马路时由成人带领；药品和日常化学制剂要放置在高处，避免幼儿接触到；选择安全的游戏场所，要远离水源、热源、火源和电源。

（八）口腔保健

尽可能早地让婴幼儿练习咀嚼，这样有助于对颌骨的生理性刺激，促进骨骼生长，锻炼肌肉的功能，帮助婴幼儿做好口腔卫生。出牙之前，在每次哺乳后和每天晚上，家长用手指缠上消毒纱布轻轻擦洗牙龈和颚部，进餐后给孩子喂一些温开水，用以清洁口腔。在孩子乳牙萌出的早期，家长应戴着指套刷，帮孩子刷牙。尽早教会孩子自己正确刷牙，家长应给予指导和监督，培养其良好的口腔卫生习惯。最好每半年进行 1 次口腔健康检查，若发现问题，及时处理。

（九）常见健康问题的预防与护理

1. 意外事故预防

（1）外伤　睡床应设有护栏，自行车车轮应装有护板，玩具外形应光滑无棱角，无毒且方便洗涤和消毒。

（2）电击伤或烫伤　电源应安装在儿童触及不到的地方，注意使用有盖的电源；热水瓶应放置在儿童碰不到的地方，给儿童洗漱时要先放凉水后放热水，喂食汤菜温度适宜。

（3）误食误吸　硬币、纽扣、气球等物品放在儿童接触不到的地方，不宜给儿童食用带壳、刺、骨、光滑、细小质硬的食物，不宜吃口香糖、果冻，不强迫喂药。进食时应叮嘱其细嚼慢咽，避免跑、跳、嬉笑。打火机、火柴、剪刀、药物及农药等物品应固定放置，妥善保管。

2. 意外事故的急救

（1）气管异物　较大的异物被吸入后可因阻塞在声门或气管腔，使其受到强烈刺激发生气管痉挛或声门紧闭，幼儿立即出现呛咳、青紫、呼吸困难，甚至窒息而死亡。幼儿期的儿童气管异物自然咳出的机会仅有 1%～4%。当发生气管异物时，如幼儿可以呼吸，家长应保持镇静，鼓励儿童用力咳嗽争取将异物咳出，也可将幼儿面朝下横过自己的双膝间，用手掌根部在两侧肩胛骨之间给予有力的冲击，如果异物去除后呼吸未恢复，应立即口对口人工呼吸。除非能看见异物，否则不能盲目地用手指去取异物。立即呼救紧急医疗服务电话，及早送医院治疗。

（2）烧烫伤　最常见的是热液烧烫伤和强酸强碱灼伤。当热液烫伤发生时，立即小心脱去幼儿身上被热液浸湿的衣物，如果衣物和烫伤处黏在一起不易脱下，不要勉强，可用剪刀剪开衣物，后用流动的自来水轻轻冲洗，或将伤口浸泡在冷水中冷却伤口，浸泡时间不少于 10 分钟。注意不要挑破水泡，应保护好创面，避免感染。当强酸强碱灼伤时，首先用干毛巾快速抹去强酸强碱，后用流动的自来水或大量冷水反复冲洗受伤部位，时间不少于 20 分钟。

四、学龄前期的保健护理

学龄前期的儿童动作和语言能力发展迅速，感觉、知觉、思维和想象能力逐步提高，对周围新鲜的事物日益产生兴趣，喜欢探索，活泼好动，好奇多问，如果不注意引导，容易形成不良的品德和不健康的行为习惯。这一时期传染性疾病、急性肾炎、风湿热、意外事故等疾病的发病率增多，应该特别注意事前预防和安全教育。

（一）营养与饮食

为适应儿童的生长发育的需要，保证摄入足够的营养，学龄前期儿童的膳食结构可接近成人，与成人共进主餐，一日三餐，另加一餐点心。每天饮牛奶 200ml 左右，以保证优质蛋白的摄入。避免食入过于油腻、辛辣、刺激性较大的食品。膳食安排要求多样化、粗细搭配、荤素搭配，定时进餐，合理安排进餐时间和营养分配，保证早餐的质和量，不挑食，少吃零食，控制甜食和冷饮的摄入，培养良好的饮食卫生习惯，以提供儿童生长发育所需的平衡营养。

（二）提高基本生活能力

家长要有意识地让儿童做些力所能及的家务，锻炼儿童的独立性，培养儿童动手操作能力。家长让儿童使用筷子、小剪刀，做小手工、折纸、玩积木等锻炼手指的活动，促进儿童精细动作的发展，从而促进脑的发育。

（三）定期体格检查

每年进行一次体格检查，了解其生长发育状况。每半年到 1 年家长带孩子到指定医院检查视力、牙齿、血压等，如发现弱视、斜视或龋齿，及时到医院矫治。指导其保护牙齿，培养早晚刷牙、饭后漱口的良好卫生习惯，加强口腔卫生，预防龋齿的发生。指导儿童卫生用眼，如纠正看书、写字的姿势，不躺在床上或暗淡的光线下看书，避免长时间看电视或玩电子游戏。

（四）培养健康心理和社会适应能力

为儿童创造良好的家庭环境，家长要有意识地让儿童做力所能及的家务，例如叠被子、摆筷子、打扫卫生、洗碗等，锻炼孩子的独立能力和基本生活能力。注意智力开发和启迪儿童的求知欲，培养乐观互助、爱生活、爱物品、爱劳动、爱集体等优良品德；注意培养儿童的自信心、是非观念、自制能力等。家长也要尊重其人格和自尊心，不可当众斥责、挖苦，甚至体罚，以免造成心灵创伤。发现心理问题及行为障碍，应及时解决。

（五）安全及学前教育

学龄前儿童活泼好动，但机体发育尚不完善，动作协调性不好，且缺乏实践经验，对外界环境的危险因素意识不到，缺乏自我保护和自我防范意识，易发生意外伤害。

1. 安全教育　社区护士要结合日常生活，指导家长（照顾者）对儿童进行安全教育，如遵守交通法规，不到无围栏的河边玩耍，不玩打火机和电器等。

2. 学前教育　安排动静结合的活动内容，使儿童在游戏（时间以 20～25 分钟为宜）中增加学习兴趣，开发智力，学习关心集体、团结协作、遵守纪律及如何与人交往。培养分辨是非对错的能力、想象和思维能力。在日常生活中锻炼他们的毅力和独立生活的能力，注意生活规律的培养，培养自尊、自强、自立、自信的品格，养成良好的心理素质和社会交往能力。

（六）加强传染病和常见病的防治

学龄前期的儿童易患各种传染性疾病，如水痘、腮腺炎等，应及时发现，及时治疗。定期进行免疫接种，按免疫程序执行。

（七）常见健康问题的预防与护理

1. 儿童肥胖症　儿童肥胖症是指体重超出同性别、同身高参照人群的均值20%，可见于任何年龄小儿，以1岁以内、5~6岁或青少年为发病高峰期。常见症状为面部脂肪堆积，形成双下颌，口鼻相对变小，躯干、双乳、腹部、肩部脂肪堆积较多。肥胖不仅影响儿童健康，其中10%~30%还可发展为成年肥胖症，继而引起高血压、冠心病、糖尿病、心理障碍等疾病。小儿单纯肥胖症的常见原因包括摄入过多的高脂肪、高热量、高糖食物，活动过少、出生时体重超重、儿童不良情绪、遗传因素等。为预防儿童肥胖症的发生，应对儿童生长发育进行监测，早期发现体重增长过快，及早采取措施。小儿肥胖症的治疗，最主要的是饮食控制，其次是运动锻炼、行为治疗、中医疗法和药物治疗。

2. 水痘　水痘是由水痘——带状疱疹病毒引起的传染性极强的出疹性疾病，以2~6岁为发病高峰期。水痘患者是唯一传染源，病毒存在于患儿上呼吸道分泌物及疱疹液中，经飞沫传播和直接接触传播。为避免儿童感染水痘，应保持室内空气新鲜、流通，托幼机构宜采用紫外线消毒。避免儿童与感染患儿接触；对已接触感染患儿的儿童应在72小时内给予水痘——带状疱疹免疫球蛋白，可达到预防作用。

3. 流行性腮腺炎　是由腮腺炎病毒引起的急性呼吸道传染性疾病，主要发生在5~15岁儿童。容易在幼儿园造成流行。为预防腮腺炎的流行，应加强托幼机构的晨检，保持室内空气流通；接种腮腺炎疫苗；隔离已感染的儿童直至腮腺消肿3天后，对患儿呼吸道分泌物及其污染物的物品进行消毒。

五、学龄期的保健护理

学龄期儿童体格发育稳步增长，学龄期末的儿童除生殖系统外已接近成人水平。智能发育进一步成熟，求知能力增强，理解、分析、综合能力逐步完善，是增长知识、接受科学文化教育的重要时期，也是培养其优良品质、社会交往能力的关键时期。其主要保健措施是保证足够的营养和体格锻炼，指导和帮助儿童自觉采取健康的生活方式，注意坐立姿势，保护视力，积极防治各种疾病等。

（一）合理营养

学龄期儿童基本上能够接受成人的饮食，应特别注意早餐和午餐的质量、数量，培养良好的饮食卫生习惯，强化平衡膳食观念，纠正偏食、挑食、吃零食、暴饮暴食等不良饮食习惯。多食富含钙的食物，减少含糖饮料和零食的摄入，重视户外活动，加强运动，避免肥胖。

（二）体育锻炼

体育锻炼是健康生活方式的组成部分，学龄期儿童各器官系统的发育及功能与成人有较大差别，必须根据儿童的解剖生理特点，遵循时间短、间隙多、强度低、力量少、耐力小的原则来安排体育锻炼，以促进生长发育，增强体质，培养坚强的意志和毅力。学龄期的儿童大部分时间在学校内活动，加强学校卫生保健工作，将儿童的体育锻炼与学校卫生保健有机结合在起来，从而提高学生的健康水平和学习能力。

（三）行为习惯

合理安排课内外学习活动及作息时间，保证充足的睡眠，避免学校作业过重和精神过于紧张，注意劳逸结合，提高学习效率。重视早期教育，注意培养文明礼貌的行为、良好的学习习惯、睡眠习惯等。

（四）预防疾病与意外伤害

定期进行健康检查，及时发现各种急慢性疾病。做好近视、脊柱侧弯、驼背等常见病的预防和矫治；增强安全意识，消除安全隐患，预防交通事故、中毒、溺水、外伤等意外伤害。

（五）心理保健

结合学龄期儿童生理发育期出现的不同心理特征，正面引导，启发和培养学龄期儿童的同情心，学会谦让、和睦相处和感恩，纠正不文明行为和举止，培养良好的心理素质。

（六）教育

1. 法制教育 学龄期的儿童由于生理和心理发育特点使他们容易受到外界不健康因素的影响，做出一些缺乏理智的行为。有必要增加他们的法律知识，提高法律意识，认识到遵纪守法的重要性。同时培养其积极向上、助人为乐的品德，自觉抵制腐化堕落的思想。

2. 安全教育 学龄期儿童由于好奇心、好胜心强，喜欢探险和刺激，易发生车祸、溺水和运动外伤等意外事故。应对其进行安全运动相关规则教育，提供安全的运动器材设备；鼓励并要求儿童在安全的地方玩耍，对有危险性的刺激活动予以制止。训练其预防和处理意外事故的能力，并教育儿童互助互爱，遇到意外事故要互相帮助，共同克服困难。

3. 健康教育 重视健康生活方式和良好行为的培养，如眼卫生保健教育，口腔卫生保健教育、饮食卫生健康教育、青春期的性生理与性道德健康教育。加强儿童对吸烟、饮酒、吸毒、打架的警示教育，远离毒品、避免不良行为的发生。

（七）常见健康问题的预防与护理

1. 犬咬伤 犬咬伤是指犬齿咬合、切割人体组织导致皮肤破损、组织撕裂、出血和感染等损伤，可引起化脓性感染、狂犬病、破伤风、气性坏疽等感染。犬咬伤是狂犬病最主要的传播方式，狂犬病的病死率几乎是100%。儿童被咬伤后，应立即用大量清水、肥皂水交替反复冲洗伤口处不少于20分钟，尽快去医院接受狂犬病疫苗的注射。

2. 近视 当眼在调节放松状态下，平行光线进入眼内，其聚焦在视网膜之前，导致视网膜上不能形成清晰图像，称为近视。近视多起始于6~12岁，一般在20岁左右近视程度稳定下来。预防措施包括：①定期眼科检查，包括视力、眼压、视野、眼轴等变化情况，18岁以下青少年应至少每半年检查一次。②保持眼部卫生，正确做眼睛保健操，不随意揉眼睛，避免用眼过度。③增加户外活动，每天2小时以上或每周10小时以上户外活动。④改善照明环境，避免在过强或过暗光线下学习，培养良好的阅读习惯，不躺着看书、玩手机。⑤控制手机、电脑、电视等电子产品的使用，使用电子产品学习30~40分钟，应休息远眺10分钟。⑥保障充足的睡眠时间，让眼睛得以充分休息。小学生应保证每天睡眠10小时。

练一练5-3

新生儿期最常见的意外伤害是

A. 新生儿黄疸　　　　　　B. 新生儿窒息

C. 交叉感染　　　　　　　D. 维生素 D 缺乏性佝偻病

E. 营养缺铁性贫血

答案解析

第四节　预防接种及计划免疫

免疫规划是根据国家传染病防治规划，使用有效疫苗对易感人群进行预防接种所制定的规划、计划和策略，是对儿童计划免疫的完善和发展。儿童期是计划免疫实施的重要时期，社区护士应大力宣传国家免疫规划政策，以及实施免疫规划对保护儿童健康的重要意义，让社区居民知道免疫规划是预防传染病最经济、最有效、最方便的手段。社区护士应依据国家免疫规划疫苗的免疫程序，按时为辖区所有居住满 3 个月的 0~6 岁儿童建立预防接种证和预防接种卡，全面掌握辖区内儿童的免疫情况，及时通知和督促儿童家长严格按照免疫程序接种。

一、预防接种

（一）预防接种的概念

预防接种是指利用人工制备的抗原或抗体通过适宜的途径对机体进行接种，使机体获得对某种传染病的特异免疫力，以提高个体或群体的免疫水平，预防和控制传染病的发生和流行。它是根据疫情的分析和监测以及人群的免疫状况进行的有计划的免疫接种。

（二）预防接种的实施

1. 宣传组织工作　社区护理人员全面掌握所管地的儿童免疫情况，为儿童建立预防接种卡片或手册，对接种对象及接种项目要做到及时、准确、不遗漏、不重复，采取预约、通知单、电话、手机短信、网络、口头、广播通知等适宜方式通知儿童监护人，告知接种疫苗的种类、时间、地点和相关要求，保证每位儿童得到及时、科学的预防接种。

目前卫生部门规定的计划免疫主要有：卡介苗预防结核病，乙肝疫苗预防乙型肝炎，脊髓灰质炎疫苗预防脊髓灰质炎，百白破疫苗预防百日咳、白喉、破伤风，麻疹疫苗预防麻疹，此外各地根据流行地区、季节或家长要求可进行非计划免疫接种，如乙型脑炎疫苗、流行性脑脊髓膜炎疫苗，风疹疫苗、流感疫苗、腮腺炎疫苗等（表 5-2）。

表 5-2　免疫规划（扩大版）

接种年龄	接种疫苗
生后 24 小时内	卡介苗和乙型肝炎疫苗（第 1 剂）
1 月龄	乙型肝炎疫苗（第 2 剂）
2 月龄	脊髓灰质炎减毒活疫苗（第 1 剂）
3 月龄	脊髓灰质炎减毒活疫苗（第 2 剂） 百白破联合疫苗（第 1 剂）
4 月龄	脊髓灰质炎减毒活疫苗（第 3 剂） 百白破联合疫苗（第 2 剂）
5 月龄	百白破联合疫苗（第 3 剂）
6 月龄	乙型肝炎疫苗（第 3 剂） 流脑 A 群疫苗（第 1 剂）
8 月龄	麻疹疫苗（第 1 剂） 乙脑减毒活疫苗（第 1 剂）或乙脑灭活疫苗（第 1、2 剂，间隔 7~10 天）
9 月龄	流脑 A 群疫苗（第 2 剂）
18 月龄	甲型肝炎减毒活疫苗（第 1 剂）或甲型肝炎灭活疫苗（第 1 剂）

接种年龄	接种疫苗
2 岁	百白破联合疫苗（第 4 剂）
2~2.5 岁	甲型肝炎减毒活疫苗（第 2 剂）或甲型肝炎灭活疫苗（第 2 剂）
3 岁	流脑 A + C 群疫苗（第 1 剂）
4 岁	脊髓灰质炎减毒活疫苗（第 4 剂）
6~7 岁	百白破联合疫苗（第 5 剂） 乙型肝炎疫苗（第 4 剂） 麻疹疫苗（第 2 剂） 流脑 A + C 群疫苗（第 2 剂）

2. 接种前的工作　接种前应准备好接种器材、器械、疫苗或菌苗、急救药品及接种环境，接种工作人员在对儿童接种前应查验儿童预防接种证（卡、簿）或电子档案，核对受种者姓名、性别、出生日期及接种记录，确定本次受种对象、接种疫苗的品种，并询问受种者的健康状况以及是否有接种禁忌等，接种工作人员应告知受种者或者其监护人所接种疫苗的品种、作用、禁忌、不良反应以及注意事项，可采用书面或（和）口头告知的形式，并如实记录告知和询问的情况。

3. 接种时的工作　接种工作人员在接种操作时再次核对受种者姓名、预防接种证、接种凭证和本次接种的疫苗（包括标签、名称、批号、生产日期、生产厂家及有无变质等异常），核对无误后严格按照《预防接种工作规范》规定的接种月（年）龄、接种部位、接种途径、安全注射等要求予以接种。

4. 接种后的工作　接种工作人员应告知儿童监护人，受种者在接种后应在留观室内观察 30 分钟，无不良反应方可离开，如出现异常反应，应及时处理和报告。接种后及时在预防接种证、卡（簿）上记录，有条件的地区应录入计算机并进行网络报告，并与儿童监护人预约下次接种疫苗的种类、时间和地点。当日接种完成后，按操作规程清洗、消毒、整理用品，已经开启未用完的疫苗或菌苗，应该焚烧处理，未打开的疫苗应一直在冰箱冷藏保存，并在有效期内使用。

（三）预防接种的禁忌证

每种预防接种都有其严格的接种对象及禁忌证。禁忌证分为一般禁忌证及特殊禁忌证。

1. 一般禁忌证　急性传染病，包括有急性传染病接触史而未过检疫期者；严重慢性病，如风湿病、心脏病、高血压、肝肾疾病等，消耗性疾病、活动性肺结核、化脓性皮肤病、过敏者（如哮喘）、荨麻疹、严重的湿疹等，或者有癫痫或惊厥史的小儿等。

2. 特殊禁忌证　有过敏史者使用动物血清制品易发生过敏性休克或出现血清病；儿童患发热性疾病，体温在 37.5℃以上者，或 1 周内腹泻 4 次以上者禁止服用脊髓灰质炎活疫苗糖丸；近 1 个月内注射过丙种球蛋白者，不能接种活疫苗；正在接受免疫抑制剂治疗者如放疗治疗、糖皮质激素、抗代谢药物和细胞毒药物等，不能常规接受接种。

（四）预防接种的反应及护理措施

接种的生物制品对人体而言是一种异物，进入人体会对机体产生刺激作用，如活菌苗、活疫苗的接种实际上是一种轻度感染，死菌苗、死疫苗对人体是一种异物刺激。因此，在接种后机体会产生不同程度的全身或局部反应。

1. 常见反应　①全身反应。接种后数小时至 24 小时出现体温升高，如为活疫苗，则一定的潜伏期后才出现体温升高。有些儿童可能出现头晕、全身不适、疲倦、恶心、呕吐、腹痛、腹泻等反应。一般此类反应如较轻微时可以不作处理，注意休息，多饮水，或给予对症处理。如高热不退症状较重时，应去医院就诊。②局部反应。接种后数小时至 24 小时注射局部出现红、肿、热、痛等反应，有时会伴有局部淋巴结肿大，局部反应一般持续 2~3 天，活疫苗接种后局部反应出现较晚，持续的时间也较长。出现局部反应时，可以用干净毛巾热敷，并抬高患肢。多数患儿局部反应轻微，无须特殊处理，如局部红肿继续扩大，应立即到医院就诊。

2. 异常反应 极少数儿童在接种后可出现严重反应，如发现疑似预防接种异常反应，接种人员应按照相关要求进行报告和处理。同时应及时向所在地的县级卫生行政部门、药品监督管理部门报告，并填写疑似预防接种异常反应报告卡。①过敏性休克。极少数儿童在注射后数分钟至 2 小时后出现面色苍白、烦躁不安、呼吸困难、脉搏细弱、出冷汗、四肢冰凉、恶心呕吐、大小便失禁甚至昏迷等过敏性休克的表现，如不及时抢救，会出现生命危险。需让患儿平卧，头部放低，立即皮下注射 1∶1000 肾上腺素 0.5～1ml，保暖，吸氧，并采用其他抗过敏性休克的措施。②晕针。儿童由于恐惧、精神紧张、疲劳、空腹等原因可在注射时或注射后数分钟发生头晕、心慌、面色苍白、出冷汗、手足冰凉、心跳加快等晕针的表现。应立即使患儿平卧，饮少量的热水或糖水，必要时可针刺人中穴、合谷穴。数分钟后仍不能回复正常者，皮下注射 1∶1000 肾上腺素，并与过敏性休克相鉴别。③过敏性皮疹。一般见于接种后数小时至数天内，轻者表现为红斑，轻度水肿，或针尖大小密集分布的丘疹；重者红斑肿胀明显，多发丘疹、水疱，自觉瘙痒或烧灼样疼痛。遵医嘱外用糖皮质激素制剂和应用抗组胺类药物。

二、计划免疫

（一）计划免疫的概念

计划免疫是指根据某些传染病的发生规律，将有关疫苗按科学的免疫程序，对人群进行有计划的接种，使人体获得对抗传染病的免疫力，从而达到控制、消灭传染源的目的。计划免疫需要科学地安排接种对象及时间，进行有计划的接种。

（二）疫苗的分类

根据《疫苗流通和预防接种管理条例》，疫苗分为两类。①第一类疫苗：是指政府免费向公民提供，公民依照政府的规定受种的疫苗，包括国家免疫规划确定的疫苗，包括卡介苗、乙肝疫苗、脊髓灰质炎疫苗、百白破三联混合制剂、麻疹疫苗、流脑疫苗、麻风腮疫苗、乙脑活疫苗，要求适龄儿童均要严格按照程序实施免疫接种。②第二类疫苗：是指公民自费自愿接种的其他疫苗，包括水痘疫苗、轮状病毒疫苗、甲型肝炎疫苗、狂犬疫苗、流感疫苗等。推荐免疫程序可根据各地传染病的流行病学特点、居民的经济水平及保健需求参照实施。

（三）计划免疫程序

免疫程序是指根据实际情况制订的合理的预防接种计划，包括需要接种疫苗或疫苗种类、时间、接种顺序、接种要求等。我国免疫规划疫苗包括卡介苗、乙肝疫苗、脊髓灰质炎疫苗、百白破三联疫苗、风疹疫苗和白破疫苗。2007 年 12 月 29 日原卫生部发布《扩大国家免疫规划实施方案》，在原国家免疫规划 6 种疫苗的基础上，以无细胞百白破疫苗替代白破疫苗，将甲肝疫苗、流脑疫苗、乙脑疫苗及麻腮疫苗、风疹疫苗纳入了国家免疫规划。国家免疫规划要求按照免疫程序，为所有应种月龄的适龄儿童进行相应疫苗的预防接种。

练一练5–4

新生儿需要接种的疫苗是

A. 百白破和风疹　　　　　　　B. 风疹和乙肝疫苗　　　　　　C. 卡介苗和乙肝疫苗

D. 脊髓灰质炎疫苗和百白破　　E. 卡介苗和风疹疫苗

答案解析

护爱生命

中共中央、国务院关于深化医药卫生体制改革的意见指出："要重视医务人员人文素养的培养"。人文关怀是指关注人的生存与发展，做到尊重人、关心人、爱护人。儿科护士担负着从受孕直至儿童发育成熟整个过程的体格、精神、情感发育的重任，必须关注危害儿童及其家庭的健康和幸福，以及影响器官系统功能和生物过程的社会及环境影响因素。

目标检测

答案解析

单项选择题

1. 出生后脐带结扎至满28天是指
   　A. 新生儿期　　　B. 婴儿期　　　C. 幼儿期　　　D. 学龄前期　　　E. 学龄期

2. 婴儿出生后（　）周开始每天口服维生素D，预防维生素缺乏性佝偻病
   　A. 1　　　　　　B. 2　　　　　C. 3　　　　　D. 4　　　　　E. 5

3. 新生儿居室应阳光充足，空气新鲜，温度保持在（　）度
   　A. 15～18　　　B. 18～20　　C. 20～22　　D. 22～26　　E. 26～28

4. 预防接种后应告知儿童监护人或受种者在留观室观察（　）分钟，无不良反应方可离开
   　A. 10　　　　　B. 20　　　　C. 30　　　　D. 40　　　　E. 60

5. 我国卫生部规定，婴儿期1年内生长发育监测（　）次
   　A. 1　　　　　　B. 2　　　　　C. 3　　　　　D. 4　　　　　E. 5

（王艳丽）

书网融合……

　重点回顾　　　　　微课　　　　　习题

第六章 社区妇女保健护理

学习目标

知识目标：
1. **掌握** 社区妇女保健的概念、基本任务及内容。
2. **熟悉** 社区妇女不同时期的特点。
3. **了解** 社区妇女保健的意义。

技能目标：
能运用本章所学知识开展社区妇女保健。

素质目标：
具有严谨和团结协作的工作作风，对护理对象具有爱心、同情心。

导学情景

情景描述： 社区护士小张对正常分娩后第4天的产妇进行第一次家庭访视，发现产妇体温38.8℃，心率88次/分，血压116/74mmHg，血性恶露，量与正常月经相似，无特殊异味。产妇精神状态较好，饮食和睡眠都正常，乳房肿胀明显，有压痛，但无红、肿，奶量充足，婴儿能正常吸吮。

情景分析： 结合生命体征及乳房胀痛的表现，初步诊断为乳腺炎。

讨论： 请问小李应为这位产妇提供哪些健康指导？

学前导语： 初产妇产后知识缺乏，应为产妇进行母乳喂养指导并介绍乳房的护理知识，让产妇学会早期乳腺炎的正确处理方法。

妇女的健康直接关系到子孙后代的健康、民族素质的提高。随着妇女社会经济地位的提高和生殖医学的发展，妇女对健康的需求不断增长，妇女保健工作的重要性日益突出，妇女保健服务内容也不断丰富。因此，应高度重视妇女保健工作，为特殊时期的妇女提供优质的健康管理与护理服务，共同维护妇女的健康权益，提高妇女的健康水平。

第一节 概 述

PPT

一、社区妇女保健的概念

社区妇女保健是以维护和促进妇女健康为目的，预防为主，以保健为中心，以基层为重点，以社区妇女为对象，防治结合，开展以生殖健康为核心的保健工作。

二、社区妇女保健的意义

社区妇女保健是社区卫生服务工作的重要组成部分。通过积极的普查、预防保健及监护和治疗措施，开展以维护生殖健康为核心的贯穿妇女各个特殊时期的各项保健工作，降低孕产妇及围生儿死亡率，减少患病率和伤残率，控制常见病及遗传病的发生，控制性传播疾病，从而维护家庭幸福和后代健康，提高人口素质。

三、社区妇女保健的基本任务

1. 计划生育技术指导　开展围产期系统管理，降低孕产妇和围生儿的死亡率。定期开展计划生育知识宣传讲座，做好计划生育技术咨询，让育龄夫妇知情并选择安全有效的节育方法，共同承担计划生育的责任。加强节育手术质量管理，提供安全可靠的计划生育技术服务，防止手术并发症。

2. 妇女各特殊时期保健　青春期、围婚期、孕期、产褥期和围绝经期是女性生理、心理发生明显变化的时期。提供科学、专业的指导，帮助她们顺利度过特殊时期，同时做好妇女保健的统计，为开展妇女保健工作提供科学依据。

3. 妇女常见病及恶性肿瘤的普查防治　定期开展社区妇女常见病及恶性肿瘤的普查工作，一般每1~2年普查一次。根据普查结果制定预防及治疗措施和定期体检计划，宣传具有针对性的预防保健措施，降低发病率，提高治愈率，做到早发现、早诊断、早治疗，保障妇女健康。

4. 妇女劳动保护　职业环境中不少因素会影响妇女的生殖功能，甚至会间接影响胎儿和婴儿的健康。因此要根据《女职工劳动保护特别规定》等法规依法做好妇女劳动保护工作。

练一练

社区妇女保健的基本任务有哪些？

A. 计划生育技术指导　　　　　　　　B. 妇女各特殊时期保健

C. 妇女常见病及恶性肿瘤的普查防治　　D. 妇女劳动保护

E. 疫苗接种服务

答案解析

PPT

第二节　不同时期妇女的特点与保健

女性一生经历胎儿期、新生儿期、儿童期、青春期、围婚期、孕期、产褥期、哺乳期、围绝经期、老年期。由于各生理阶段具有各自的特点，因此保健重点也不尽相同。本节主要阐述围婚期、孕期、产褥期及围绝经期的特点及保健指导。

一、各期妇女的特点

（一）围婚期

围婚期指女性从婚前择偶、确定婚姻对象到婚后受孕为止的一段时期，包括婚前、新婚以及孕前3个阶段。

1. 生理特点　此期女性的内生殖器官已经发育成熟，建立规律的月经并有周期性排卵，生殖器官及乳房在卵巢分泌的性激素作用下发生周期性变化。

2. 心理特点　此期心理发育趋向定型化，形成独特的人格特征。伴随青年女性步入社会，要经历择偶、恋爱、预备结婚的过程，对婚姻和家庭的向往，婚后夫妻双方要承担婚姻和家庭的责任，使得围婚期女性存在特殊的生理、心理和社会问题。

3. 营养需求特点　在经历生长发育旺盛的青春期后，食欲和食量都有所减少，活动量也有所减少，热量的需求相对降低。

（二）孕期

妊娠是指胎儿在母体内发育成长的过程，从卵子受精开始至胎儿自母体娩出为止，共40周，孕期就是女性怀孕到分娩前的一段时期。孕期虽然相对短暂但却要经历早期、中期、晚期妊娠 3 个重要阶段，是女性生理、心理变化较大的时期。

1. 生理变化 此期女性全身各系统发生重要的变化。特别是生殖系统的变化最大，子宫体积逐渐增大，容量由非妊娠时约 10ml 或更少，增加至妊娠足月子宫内容物约 5000ml 或更多，增加数百倍；循环系统平均增加 1450ml，出现血液稀释，导致生理性贫血；乳腺增大，充血明显；其他如呼吸、消化、内分泌系统也都发生重要变化。

2. 营养需求特点 孕期能量及各类营养素的供给是否充足，直接影响胎儿的正常生长发育及母亲健康。由于胎儿各阶段的生长速度不同，妊娠各期所需能量及营养素也不同，胎儿所需的各种营养素均由母体提供，孕妇对大多数营养素需要都增加。

3. 心理反应特点 孕期常见的心理反应主要有：惊讶和震惊、矛盾心理、接受心理（胎儿逐渐长大，孕妇开始感觉胎动，接受孩子的存在）、情绪不稳定、内省（喜欢关注自己的穿着、体重、三餐等，作好迎接生命到来的准备）。孕晚期的孕妇对初为人母、胎儿能否顺利分娩、孩子的健康等问题的担忧，使孕妇表现出一定程度的焦虑和恐惧。

（三）产褥期

产褥期是指胎儿、胎盘娩出后的产妇全身各器官（除乳腺外）恢复或接近正常未孕状态所需的一段时间。一般为 6 周。

1. 生命体征 产后的体温多数在正常范围内。若产程延长致过度疲劳时，体温可在产后最初 24 小时内略升高，一般不超过 38℃。不哺乳者于产后 3~4 天因乳房血管、淋巴管极度充盈也可发热，体温达 38.5℃，一般仅持续数小时，最多不超过 12 小时，体温即下降。产后的脉搏略缓慢，每分钟为 60~70 次，与子宫胎盘循环停止及卧床有关。

2. 恶露 产后随子宫蜕膜（特别是胎盘附着处蜕膜）的脱落，含有血液、坏死蜕膜等组织经阴道排出，称恶露。

（1）血性恶露 色鲜红，含大量血液，量多，有时有小血块，有少量胎膜及坏死蜕膜组织。

（2）浆液恶露 色淡红，含少量血液，但有较多的坏死蜕膜组织、宫颈黏液、阴道排液，且有细菌。

（3）白色恶露 黏稠，色泽较白，含大量白细胞、坏死蜕膜组织、表皮细胞及细菌等。

正常恶露有血腥味，但无臭味，持续 4~6 周，总量为 250~500ml。血性恶露约持续 3 天，逐渐转为浆液恶露，约 2 周后变为白色恶露，约持续 3 周干净。若子宫复旧不全或宫腔内残留胎盘、多量胎膜或合并感染时恶露量增多，血性恶露持续时间延长并有臭味。

3. 心理变化 产褥期妇女的心理感受各有不同，有的产妇精力充沛、情绪高涨、兴奋、充满幸福满足感，有的产妇则表现出不同程度的焦虑、抑郁、悲观等不稳定情绪。产后要经历一个从妊娠、分娩期到新生儿诞生、接纳新成员、新家庭的心理调适过程。此过程可分为 3 个时期，即依赖期、依赖-独立期、独立期。在依赖期，产妇渴望得到丈夫及家人的关心和专业人员的指导；在依赖-独立期，产妇表现出较多独立行为，在此期间也容易产生压抑，渴望他人的关心、指导和交流，应更多地给予信息、情感和物质支持，帮助其尽快进入独立期，完成心理调适的过程。近年来，产后抑郁症的发生率在不断增加，应引起重视。

（四）围绝经期

WHO 将卵巢功能衰退直至停经后 1 年内的时期称为围绝经期，一般发生在 45~55 岁。

1. 内分泌改变 由于卵巢功能的减退，雌激素的分泌量逐渐减少，不足以对下丘脑发挥负反馈作用，垂体分泌大量促性腺激素，血液中促性腺激素水平增加，使正常的下丘脑-垂体-卵巢轴之间平衡失调，从而出现一系列自主神经功能失调的症状。同时垂体促性腺激素及促肾上腺皮质激素也相应增多，可导致甲状腺、肾上腺皮质功能亢进。

2. 生殖系统变化　主要为子宫缩小、子宫内膜萎缩、阴道缩窄变短等。外生殖器的变化主要表现为阴毛稀疏、脱落，阴阜及大小阴唇呈萎缩状。

3. 月经改变　开始表现为无排卵性月经。整个月经周期受雌激素水平下降的影响，月经周期不规则、经期持续时间长、月经量时多时少。当雌激素的量不足以刺激子宫内膜生长以致脱落时，月经即停止来潮。

4. 血管舒缩症状　潮热、心悸、头昏、手足发麻、发冷，每月数次或数十次，发作多在午后、黄昏或夜间，还可伴有头晕、耳鸣等。其中，潮热、出汗为雌激素降低的典型症状。其特点为反复出现的短暂的面部、颈部及胸部皮肤发红，伴有潮热，继之出汗，持续时间长短不一，严重者可影响妇女的工作、生活和睡眠。

5. 其他改变　由于雌激素水平的下降，围绝经期女性还可因骨质吸收增加，骨量快速丢失而出现骨质疏松。

6. 自主神经功能紊乱的症状　常表现为精神状态和心理状态的改变。在情绪改变及神经衰弱症状方面有 2 种类型：①兴奋型，情绪烦躁、易激动、注意力不集中、失眠、多疑、情绪波动较大；②抑郁型，烦躁、焦虑、内心不安、记忆力减退、缺乏自信、自我封闭、内心有挫败感和自罪感，严重者甚至发展为抑郁性神经官能症。

二、各期妇女的保健

（一）围婚期保健

1. 配偶的选择　择偶除考虑感情基础外，还应以科学的态度对待，要考虑遗传因素、健康因素和适宜年龄等其他因素的影响。

2. 婚前检查　婚前检查时，应注意对未婚女性的检查须取得受检者的同意，给予保密，对已怀孕者应根据对象的年龄、健康等具体情况区别对待，发现有影响婚育的疾病时应慎重处理等。婚前检查的内容主要有以下几个方面。

（1）询问健康史　了解有无与婚育密切相关的遗传性疾病、生殖器官感染性疾病、精神疾病、智力发育障碍，了解双方的患病史、近亲婚配史、女方月经史等。

（2）体格检查　包括一般检查、生殖器与第二性征检查。

（3）辅助检查　胸部 X 线片、血细胞和尿液分析、肝功能、肝炎抗原抗体、阴道滴虫和真菌等检查。

3. 选择最佳生育年龄和适宜的受孕时机　从医学角度看，女性生殖器官一般在 20 岁以后逐渐发育成熟，23 岁左右骨骼才能发育成熟，女性最佳生育年龄为 25 ~ 29 周岁，男性为 25 ~ 35 岁。指导夫妻双方选择最佳的受孕时期，如适宜年龄、最佳的状态、良好的社会环境等，减少高危妊娠和高危儿的发生，确保优生优育。最佳的受孕时机一般选择在夫妻双方身体状况良好的前提下，考虑家庭的经济状况，注意怀孕前工作与生活的环境，避免接触有害物质，如放射线、化学物质、致畸或致突变的药物等。如有接触，应与有害物质隔离一段时间再受孕；服用避孕药物者，应先停服药物，改用工具避孕半年后再受孕为宜。此外，孕前保持愉悦的心理和情感状态，也有利于受孕和胎儿的健康发育。

4. 新婚避孕指导

（1）屏障避孕法　①阴茎套：为男性避孕工具，使用安全、方便。应选择合适型号，检查有无漏孔，每次性交时均应使用，使用后检查有无破损。②阴道隔膜：又称阴道套，根据女性个体情况，选择大小合适的阴道隔膜。患有急性阴道炎和重度宫颈糜烂的妇女不宜使用。③阴道内杀精剂：主要是使精子丧失活动能力，其中有胶冻、药膜等。

（2）**药物避孕法** 目前常用的避孕药大多为女性服用，由雌激素和孕激素配伍组成，包括短效及长效口服避孕药、长效避孕针、缓释系统避孕药和避孕贴剂。服用前应先询问病史，如患有严重心血管疾病、肝肾功能损害、内分泌疾病、恶性肿瘤等，则不宜服用。

（3）**安全期避孕** 主要是避免在排卵前后的易受孕期进行性交。多数正常育龄妇女排卵多发生在下次月经前14天左右，排卵前后4~5天内为易受孕期。采用安全期避孕法，应根据妇女的基础体温测定值、宫颈黏液检查或月经规律确定排卵日期。但由于排卵过程可受情绪、健康状况、性生活及外界环境等影响，而发生额外排卵，因此安全期避孕法并不十分可靠。

（4）**紧急避孕** 是指在无保护性生活或避孕失败后的几小时或3天内，妇女为防止非意愿妊娠而采取的避孕方法。在无保护性交后72小时内服用紧急避孕药，主要有孕激素、雌激素制剂、米菲司酮。该方法对预防意外妊娠有一定作用，但不宜作为常规避孕方法，最好在医生指导下使用。

❤ 护爱生命

忠实的爱国者　人民的科学家

"产钳，产钳，快拿产钳来……又是一个胖娃娃，一晚上接生三个，真好！"这是一位妇产科医生在生命弥留之际留下的最后的话，其间充满了职业的满足感和成就感。这个医生就是林巧稚——一个终身未婚，却拥有最丰富的母爱；没有子女，却是拥有最多子女之爱的传奇女性。她是中国妇产科学的主要开拓者之一，是北京协和医院第一位中国籍妇产科主任及首届中国科学院唯一的女学部委员（院士）。她一生接生了5万多名婴儿，在胎儿宫内呼吸、女性盆腔疾病、妇科肿瘤、新生儿溶血症等方面的研究做出了杰出贡献。希望学生们也要"不忘初心，不负韶华"，大力弘扬科学爱国精神，努力提升自身的专业素养和能力水平，刻苦掌握新知识、新技术，成为一名"眼中有光、胸中有志、腹中有才，心中有爱"的优秀护理人才。

（二）孕期保健

社区护士要对早孕妇女建立围产保健手册，了解孕妇的基本健康状况和生育状况，为孕产妇及其家庭提供卫生、营养、心理等方面的指导与咨询；孕妇入院分娩时将围生保健

图6-1

手册交妇产科，出院时应将分娩及产后母婴情况记录在册，以便安排产后访视并建立新生儿管理卡片。

1. 孕早期保健 孕早期是胚胎、胎儿分化发育最关键阶段，易受外界因素及孕妇本身疾病的影响，是胎儿畸形或流产的高发期。此期应初检筛查高危妊娠，避免接触有害化学物质、放射线等。保健内容包括：①在准备怀孕前3个月至停经后3个月内，作好产前筛查。服用叶酸片，停经后3个月内要到医院做孕期检查，建立孕产妇保健手册。②有不良生育史、遗传病家族史、严重内外科疾病史、年龄≥35岁者，应到医院咨询，做好产前诊断。

2. 孕中期保健 应加强胎儿B超监测，监测胎儿生长发育各项指标（双顶径、股骨、胎心及胎盘功能等）。注意加强营养，适量补充铁、锌、钙以及维生素等营养物质。保健内容包括：①定期做产前检查，每4周一次。②参加孕妇学校，增加孕期相关知识。③衣着宽大舒适，乳房要用宽松的乳罩托起，不宜束胸、束腹或穿高跟鞋。④性生活应节制，动作宜轻。有流产、早产史及宫颈松弛症者禁忌性生活。⑤预防贫血和缺钙，从孕20周起，在医生指导下服用铁剂和钙剂。⑥适当户外活动，保证有足够的休息和睡眠，避免进行蹲式活动和攀高，防止冲击腹部。

3. 孕晚期保健 孕晚期是营养补充的关键时期，此期胎儿发育最快、体重明显增加，应适当增加有高热量、高蛋白、维生素、矿物质（钙、铁、锌、硒）的食物。保健内容包括：①产前检查，孕

28~36 周每 2 周 1 次, 36 周后每周 1 次。如发现异常情况, 应及时去医疗保健机构检查。②保证充足的睡眠, 每天 8~9 小时, 采取左侧卧位, 以增加子宫的血流量, 有利于胎儿生长发育。③注意个人卫生, 勤换衣裤, 勤洗澡, 避免盆浴。④禁止性生活, 以免发生早产和感染。⑤监测胎儿情况, 每天定时数胎动, 嘱孕妇每日早、中、晚各数胎动 1 小时, 将 3 个小时的胎动计数相加再乘以 4, 以此作为 12 小时的胎动数。如果 12 小时胎动计数≥30 次, 为正常; 12 小时胎动计数≤10 次, 提示胎儿宫内缺氧。每周测量体重。⑥出现以下情况应立即去医院检查: 严重头痛、浮肿、视力模糊; 严重而持续的下腹痛; 阴道流血、流水; 血压≥140/90mmHg; 胎动减少、消失或异常频繁。

(三) 产褥期保健

产褥期保健的重点是预防产后出血、感染等并发症的发生, 促进产妇产后生理功能的恢复。

1. 产褥期保健内容

(1) 环境 室内环境要整洁、安静、舒适, 保持空气流通, 保持室内温度在 22~24℃, 相对湿度在 50%~60%, 亲朋好友不宜过多探视, 以免造成室内空气浑浊、病毒传播, 影响母婴健康; 同时需保证环境安静, 利于产妇休息。

(2) 适当活动 提倡产后早期活动, 自然分娩的产妇产后 6~12 小时即可下床轻微活动, 产后 24 小时可在室内走动; 剖宫产产妇术后 6 小时可翻身, 活动应循序渐进。产褥期应避免负重、下蹲、提重物及长久站立等动作, 防止子宫脱垂。

(3) 个人卫生 保持外阴部清洁, 每天用温热水清洗外阴 2 次, 经常更换卫生巾; 勤换内衣裤及被褥; 坚持早晚刷牙, 进餐后漱口, 保持口腔清洁; 饭前便后和喂奶前要洗手。

(4) 合理营养 产后 1~2 天内以清淡、质软饮食为主, 以后逐渐过渡到正常饮食; 主食应多样化, 粗细搭配, 多吃新鲜蔬菜和水果; 增加动物蛋白的摄入, 如禽、肉、鱼、蛋等; 尽量少吃易活血的食物, 如桂圆、人参等; 哺乳期间少食含麦芽、易回奶的食物, 如麦乳精、麦片等。

(5) 乳房护理 保持乳头清洁, 每天用清水轻轻擦洗乳头和乳晕, 切忌用肥皂或酒精擦洗; 要佩戴合适的乳罩以托起胀大的乳房, 改善乳房的血液循环。若出现乳腺炎, 在炎症初期仍可哺乳。哺乳前, 湿热敷乳房 3~5 分钟, 并按摩乳房; 哺乳时先喂哺患侧乳房。每次哺乳时吸空乳汁, 同时按摩患侧乳房, 避免乳汁淤积。进入炎症期则停止哺乳, 定时用吸奶器吸净或手法挤奶排空乳汁; 用宽松的乳罩托起乳房, 以减轻疼痛和肿胀; 局部热敷, 以促进局部血液循环和炎症的消散; 根据医嘱使用抗菌药物。若已发展到脓肿形成期, 则应行脓肿切开引流术, 保持引流通畅, 定时更换敷料, 保持清洁干燥。

(6) 性生活和产后检查指导 产褥期应禁止性生活; 产后 42 天母婴应去医院进行检查, 产后检查包括产后访视及产后健康检查。应于产妇出院后 1 周内完成初次产后访视, 并于产后 14 天和 28 天进行后续访视, 如有必要可酌情增加访视次数, 了解产妇子宫复旧、会阴切口或剖宫产切口愈合情况, 检查乳房及母乳喂养情况及孕产妇的饮食、休息、婴儿的健康状况等, 及时给予正确指导和处理。健康检查包括全身检查和妇科检查, 同时给予计划生育指导, 使夫妇双方知情、选择适宜的避孕措施。

2. 母乳喂养指导 ①告知产妇及家人母乳喂养可促进母婴健康, 母乳对母婴的好处。②将母乳喂养的好处及有关问题的处理方法告诉产妇。母乳是婴儿最理想的营养食品, 其营养丰富, 适合婴儿消化、吸收; 母乳含丰富抗体和其他免疫活性物质, 能增加婴儿抵抗力, 预防疾病; 通过母乳喂养, 母婴皮肤频繁接触, 能增进母子感情; 省时、省力, 经济又方便。③帮助产妇在产后半小时内哺乳, 指导如何喂奶, 以及在与婴儿分开的情况下如何保持泌乳。喂奶时采用舒适的体位, 让孩子把整个乳头和大部分乳晕含进嘴中; 每次哺乳需两侧乳房交替喂哺。④除母乳外, 禁止给新生儿喂任何食物和饮料, 除非有医学指征。⑤实行母婴同室, 使母亲与婴儿一天 24 小时在一起。⑥鼓励按需哺乳。⑦不给婴儿吸吮橡皮乳头或使用奶头做安慰物。

？ 想一想

为什么要鼓励产妇进行母乳喂养？

答案解析

（四）围绝经期保健

1. 加强健康教育　①对围绝经期妇女提供健康教育：通过各种形式的健康教育使其了解到此期是一个正常的生理阶段，正确认识由于卵巢功能衰退而产生的生理、心理变化以及常见症状，做好自我调节。同时加强对常见病早期症状的识别，普及防治知识。②对家属提供健康教育：社区护士应让围绝经期妇女家属也具备有关围绝经期的知识，使其了解女性围绝经期内分泌改变带来的不适。谅解其出现急躁、发怒、焦虑、忧郁等消极情绪，避免发生冲突，并提供精神心理支持。

2. 提倡科学健康的生活方式　如注意合理营养、养成良好的饮食习惯；参加力所能及的体力和脑力劳动、坚持适当的体育锻炼及娱乐活动，保持工作生活规律有序、劳逸结合；注意个人卫生，保持皮肤及外阴的清洁，预防泌尿生殖道感染，培养良好的生活行为习惯。

3. 营养与饮食健康　围绝经期妇女应控制热能摄入，限制高脂肪、高胆固醇食物；多食水果、蔬菜以及富含钙、维生素 D 和蛋白质的食物，适量补充钙剂；每天食盐控制在 3 ~ 5g。

4. 指导正确用药　社区护士要让需要使用雌激素治疗的围绝经期妇女了解用药目的、剂量、用法及可能出现的副作用，保证科学合理使用。对长期使用雌激素治疗者进行监督，以防不良反应发生。

5. 避孕指导　该期妇女仍有可能排卵，必须坚持避孕。可选简单、安全的避孕措施如安全套、外用避孕药膜等，对已放置宫内节育器者可继续使用，于绝经后 1 年取出，45 岁以后禁用或慎用口服避孕药。

6. 预防围绝经期妇女常见疾病　围绝经期妇女心理、生理发生较大变化，易发生泌尿生殖系统、心血管系统、骨骼系统等多系统疾病，同时此期也是女性常见恶性肿瘤的好发时期，应定期体检，每年至少一次妇科检查，有选择地进行宫颈细胞学检查、超声检查及血、尿或内分泌检查等，以便早期发现疾病。应学会自我监测如自查乳房，至少每月一次，如发现肿块，应及时就诊。定期测量体重，超过标准体重时应注意合理饮食、增加运动量，不明原因的消瘦亦应引起重视。

👁 看一看

孕产妇健康管理服务考核指标

1. 早孕建册率 $= \dfrac{\text{辖区内孕 13 周之前建册并进行第一次产前检查的产妇人数}}{\text{该地该时间段内活产数}} \times 100\%$

2. 孕妇健康管理率 $= \dfrac{\text{辖区内按照规范要求在孕期接受 5 次及以上产前随访服务的人数}}{\text{该地区该时间内活产数}} \times 100\%$

3. 产后访视率 $= \dfrac{\text{辖区内产后 28 天内的接受过产后访视的产妇人数}}{\text{该地区该时间内活产数}} \times 100\%$

PPT

第三节　妇女常见健康问题与保健指导

一、阴道炎症的保健指导

1. 滴虫性阴道炎　阴道毛滴虫病是一种十分常见的性传播疾病，分布于世界各地，男女都易感染。滴虫病是由阴道毛滴虫、人毛滴虫及口腔毛滴虫分别寄生于人体泌尿生殖道、肠道及口腔内引起疾病的总称，其中以阴道毛滴虫引起的滴虫性阴道炎最为常见。

（1）治疗原则　因滴虫阴道炎可同时有尿道、尿道旁腺、前庭大腺滴虫感染，治愈此病需全身用药，主要治疗药物为甲硝唑和替硝唑。

（2）健康教育　①指导患者注意个人卫生，向患者解释易感因素和传播途径，如游泳要选择正规的泳池。保持外阴部清洁、干燥，尽量避免搔抓外阴，以免损伤或加重局部皮肤损伤。作好卫生宣教，积极开展普查普治，消灭传染源。医疗机构要做好消毒隔离，防止交叉感染。②治疗期间禁止性生活，性伴侣要同时治疗，服药期间及停药24小时内要禁酒。哺乳期妇女用药期间及用药后24小时内不能哺乳。每日更换内裤，洗浴用具专人使用，以免交叉感染；内裤及洗涤用的毛巾应开水煮沸消毒。③治疗应随访到症状消失，治疗7日后有症状应及时就诊。④滴虫性阴道炎常于月经后复发，向患者解释复查的重要性。选择在月经干净后复查，若经3次检查阴道分泌物为阴性，为治愈。

2. 外阴阴道假丝酵母菌病　是由假丝酵母菌引起的常见外阴阴道炎。

（1）治疗原则　积极去除诱因，规范化应用抗真菌药物，首次发作或首次就诊是规范化治疗的关键时期。遵医嘱选择药物进行局部用药或全身用药。局部用药前可以用2%～4%碳酸氢钠溶液冲洗阴道，改变阴道酸碱度，提高疗效。阴道上药时要尽量将药物放入阴道深处。

（2）健康教育　①注意个人卫生，不穿紧身及化纤材质内裤。②注意保持外阴的清洁、干燥，分泌物多时应勤换内裤，用过的内裤、盆、毛巾应用开水烫洗或煮沸消毒5～10分钟。洗浴卫生用品专人使用，避免交叉感染。③避免长时间使用广谱抗生素，如有糖尿病应积极治疗。④保证新鲜蔬菜和水果的摄入，禁食辛辣刺激的食物，禁止饮酒，减少甜食摄入。

3. 细菌性阴道炎　细菌性阴道炎是阴道内正常菌群失调所致的一种混合感染，但临床及病理特征无炎性改变。细菌性阴道病时，乳酸杆菌减少，导致其他细菌大量繁殖。

（1）治疗原则　①局部用药：含甲硝唑栓剂，每晚一次，连用7日；2%克林霉素软膏，阴道涂抹，每次5g，每晚1次，连用7日。阴道用药局部可用1%乳酸溶液或0.5%醋酸溶液冲洗阴道，改善阴道内环境以提高疗效。②全身用药：甲硝唑200mg，每日3次，7日为一个疗程；克林霉素片300mg，每日2次，7日为一疗程。性伴侣不需常规治疗。

（2）健康教育　注意个人卫生，勤换内裤，尽量不穿紧身及化纤材质的内裤，清洁会阴部用品要专人专用，避免交叉感染。阴道用药最好在晚上睡前，先清洗会阴，再按医嘱放置药物，尽量放置阴道深部以保证疗效。注意均衡饮食及加强体育锻炼，提高机体抵抗力。

二、痛经的保健指导

痛经是指行经前后或月经期出现下腹部疼痛、坠胀伴有腰酸或其他不适，影响工作和生活质量。生殖器无器质性病变者称原发性痛经；生殖器有明显病变者，如子宫内膜异位症、盆腔炎，称继发性痛经。原发性痛经多见于青春期少女，常在初潮后、排卵周期建立前出现。

1. 治疗原则 腹部热敷和进食热饮料，如热汤或热茶。疼痛难忍时，遵医嘱口服前列腺素合成酶抑制剂。月经来潮即开始服用药物效果佳，连服 2~3 日。常用药物有布洛芬、酮洛芬、甲氯酚那酸、双氯芬酸等。布洛芬 200~400mg，每日 3~4 次，或酮洛芬 50mg，每日 3 次。

2. 健康教育 注意经期清洁卫生，禁止性生活。注意合理休息和充足睡眠，规律而适度锻炼，戒烟戒酒。关心理解痛经者。讲解有关痛经的生理知识，让患者放松，保持愉快的心情，消除紧张焦虑情绪。

三、产后抑郁症的保健指导

产褥期抑郁症是指产妇在分娩后出现抑郁、悲伤、沮丧、哭泣、易激怒、烦躁、甚至有自杀或杀婴倾向等一系列症状为特征的心理障碍，是产褥期精神综合征中最常见的一种类型。通常在产后 2 周出现，其病因不明，可能与遗传、心理、分娩及社会因素有关。

1. 治疗原则 尽量选用毒副作用小，特别是不能通过乳汁排泄的抗抑郁药。临床常使用选择性 S-羟色胺再摄取抑制，如氟西汀、帕罗西汀、舍曲林。

2. 健康教育 产前进行妊娠、分娩相关知识的健康教育，减轻孕产妇对妊娠、分娩的紧张、恐惧。对有精神病家族史、抑郁史的产妇，定期观察，多关心，避免不良刺激；对有不良妊娠史（畸形）、分娩史（难产、死产）的产妇，多鼓励，增加其自信心。提倡自然分娩，尽量减少无明显指征剖宫产。对待产妇，护士要有爱心和耐心，尤其是对产程长、精神压力大的产妇；实施无痛分娩和导乐陪伴分娩以减轻产妇的痛苦和紧张情绪。帮助产妇适应母亲角色的转换，指导产妇母乳喂养，多与婴儿交流、接触，多参与婴儿的照顾、沐浴等。鼓励其丈夫及家庭成员多给予产妇情感上、物质上的支持，多照顾和陪伴产妇与婴儿。注意安全保护，合理安排产妇的生活和居住环境，防止暴力行为发生。

四、围绝经期情绪失调的保健指导

围绝经期情绪失调是指发生在围绝经期的一系列精神、心理和行为障碍，包括情绪抑郁、对周围事物失去兴趣、食欲增加或下降、性欲低下、失眠或嗜睡、烦躁、易激惹、疲乏等。围绝经期情绪失调严重影响妇女的身心健康，因此，社区护士应加强此期妇女的保健指导。

1. 治疗原则 遵医嘱用药，对轻度精神障碍可用地西泮、氯氮等药物辅助睡眠，谷维素调节自主神经；症状明显的抑郁症患者可用盐酸帕罗西汀、氟西汀、盐酸米安舍林等治疗。焦虑伴抑郁者可用多虑平、阿米替林等三环类药物治疗。此外，雌激素的补充治疗对围绝经期妇女精神障碍的治疗效果显著，适当的雌激素替代疗法可以改善围绝经期妇女的精神障碍症状，提高记忆力。随着时代的发展，认知行为疗法和人际心理治疗也成为围绝经期情绪失调的一项重要治疗方法，这种治疗方法使其正确认识围绝经期的各种变化，正确处理生活中遇到的各种问题，多与人沟通，去除心理压力，从而达到恢复心理平衡的目的。

2. 健康教育 提高全社会和家庭成员对妇女围绝经期生理的认识，理解和关爱，足够的社会支持能缓冲各种生活事件对妇女心理健康的不良影响。此外，多开展社区活动，鼓励妇女多参与，使其树立积极乐观的人生态度。积极开展心理咨询，使妇女认识围绝经期生理过程，提高心理健康水平。

五、绝经后尿失禁的保健指导

尿失禁是指由于膀胱括约肌损伤或神经功能障碍而丧失排尿自控能力，使尿液不自主地流出。

尿失禁是绝经后妇女的一种常见问题，发病率为 5%～43%。主要是由于各种原因引起盆底肌内筋膜组织松弛，膀胱和尿道解剖位置改变及尿道阻力降低，膀胱出口功能异常，导致当腹压增加超过尿道控制能力时发生漏尿。特点是正常状态下无溢尿，而在腹压突然增高时，尿液流出。

1. 治疗原则　治疗慢性咳嗽、糖尿病、急性泌尿系统感染等疾病。抗胆碱药合并局部应用雌激素治疗。对于单纯压迫性尿失禁，选择外科手术。括约肌障碍引起的尿失禁药物治疗无效时，可选择手术治疗。

2. 健康教育　控制液体摄入量，调整排尿习惯。体育锻炼可以增强老年人的体质，使肌力增高。积极进行肛提肌锻炼，以加强盆底肌肉的支持力。每天进行肛门和阴道收缩运动，每日 3 次，每次 15 分钟，4～6 周为一疗程。

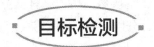

答案解析

单项选择题

1. 以下关于孕早期保健指导中错误的是

    A. 保证足够营养、饮食和睡眠

    B. 在准备怀孕前 3 个月至停经后 3 个月内，做好产前筛查

    C. 避免接触有害化学物质、放射线

    D. 坚持服用叶酸片，停经后 5 个月内要到医院做孕期检查，建立孕产妇保健手册

    E. 有不良生育史、遗传病家族史、严重内外科疾病史、年龄≥35 岁者，应到医院咨询，做好产前诊断

2. 在围绝经期妇女的健康教育中，以下内容错误的是

    A. 通过家庭访视与妇女交谈的机会，建立互相信赖的护患关系

    B. 指导其参加力所能及的体力和脑力劳动，保持良好的生活习惯

    C. 让其家属也具备有关围绝经期的知识

    D. 指导正确用药

    E. 围绝经期妇女易出现骨质疏松症，为防止骨折应减少户外活动

3. 产前检查应在

    A. 孕 28 周后每周 1 次　　　　　　　　B. 孕 36 周后每周 1 次

    C. 孕 36 周后每 4 周 1 次　　　　　　　D. 孕 12 周后每 2 周 1 次

    E. 孕 36 周后每 2 周 1 次

（连剑娟）

书网融合……

重点回顾　　　　　习题

第七章　社区老年人保健护理

学习目标

知识目标：

1. 掌握　社区老年人的保健指导和健康管理。

2. 熟悉　世界卫生组织年龄段的划分标准与老龄化的概念。

3. 了解　老年人的生理与心理特点。

技能目标：

具备对社区老年人的不同健康需求实施保健指导的能力。

素质目标：

能够正确发挥社区老年人健康管理机构中护士的角色。

📖 导学情景

情景描述： 王先生，66 岁，丧偶，高血压史 5 年，不能按时服药。子女在外地打工，时常一人在家，饮食不规律。近日出现头晕、胃口差等症状，前来社区就诊。

情景分析： 结合王先生的情况，主要问题为不遵医嘱服药、饮食不规律。

讨论： 请问如何为王先生进行健康指导？

学前导语： 应为患者进行用药指导和饮食指导，改善其不良的用药习惯和饮食习惯。

老年期是人生命过程的重要阶段，此阶段身体各器官的结构老化、功能下降，出现一系列与衰退和衰老有关的生理改变。同时在老年期，许多重大的生活改变导致了相应的生理和心理社会改变。我国目前已进入老龄化社会，老年人问题已经引起全社会重视，健康老龄化是针对人口老龄化挑战提出的战略对策，社区作为实施老年保健的最主要场所，以社区卫生服务为基础，为老年人提供保健服务，满足老年人的身体、心理和社会三方面的健康需求，提高老年人的健康水平和生活质量。

第一节　概　述

一、人口老龄化

2000 年联合国世界卫生组织对年龄段的划分标准确定为：44 岁以下为青年人，45～59 岁为中年人，60～74 岁为年轻老年人，75～89 岁为老年人，90 岁以上为长寿老人。该标准对人们的心理健康和抗衰老意志将产生积极影响。中华医学会老年学会根据我国情况研究规定：中年期为 35～44 岁，中年后期（相当于老年前期）为 45～59 岁，60 岁作为我国划分老年人的标准，60～89 岁为老年期，90 岁以上为长寿期。

人口老龄化（aging of population）指在社会人口的年龄结构中，60 岁或 65 岁以上的老年人口系数增加的一种发展趋势。老龄化社会是指老年人口占总人口达到或超过一定比例的人口结构模型。世界卫生组织对老龄化社会的划分有两个标准：发达国家的标准为 65 岁及以上人口占总人口比例达到或超过7%，即定义为老龄化社会；发展中国家的标准为60岁及以上人口占总人口比例达到或超过10%，即定义为老龄化社会。

人口老龄化是世界人口发展的普遍趋势，是所有国家共有的现象，是科学与经济不断发展进步的标志。但人口老龄化的程度和地区存在差异，1950～1975年，老年人口比较均匀地分布在发展中地区和国家、发达地区和国家。随着世界人口老龄化的发展，重心已转移到了发展中国家。20世纪后期开始，发展中国家的老年人口急剧增加。预计到2050年老年人数量将增到19.64亿，占世界总人口的21%，平均每年增长9000万，其中约有82%（16.1亿）将生活在发展中地区和国家，仅有3.6亿老年人将生活在发达地区和国家。

75岁以上老年人是老年人口中增长最快的群体。1950～2050年，80岁以上人口以平均每年3.8%的速度增长，大大超过60岁以上人口平均2.6%的增长速度。日本高龄老年人增长速度最快，预计到2025年，每3个日本老年人中就有1个高龄老人，并成为全世界平均预期寿命最长的国家。此外，由于老年男性死亡率高于老年女性，使女性老年人占老年人口总数的比例加大。如美国女性老年人的平均预期寿命比男性老年人高6.9岁，日本为5.9岁，法国为8.4岁，中国为3.4岁。

根据我国老龄工作委员会办公室发布的《中国人口老龄化发展趋势预测研究报告：2001～2100》中指出，中国1999年进入了老龄社会，目前是世界上老年人口最多的国家，占全球老年人口总数的1/5。中国人口老龄化发展趋势可以划分为三个阶段：第一阶段为2001～2020年的快速老龄化阶段；第二阶段为2021～2050年是加速老龄化阶段；第三阶段为2051～2100年是稳定的重度老龄化阶段。根据专家预测，到2037年我国老年人总数将超过4亿，2051年达到最大值，之后将一直维持在3亿到4亿的规模。此外，中国人口老龄化发展具有明显的由东向西的区域梯次特征，东部沿海经济发达地区明显快于西部经济欠发达地区，其中我国最早进入人口老年型城市行列的上海（1979年）和最迟进入人口老年型城市行列的宁夏（2012年）比较，时间跨度长达33年。

二、不同养老模式与健康管理

随着老龄化进程的加快，老年人的生活照料、康复护理、精神文化等养老服务需求日益增长。国务院印发的《关于加快发展养老服务业的若干意见（国发〔2013〕35号）》，对加快发展养老服务业做出了系统安排和全面部署，提出了"到2020年，全国建成以居家为基础、社区为依托、机构为支撑，功能完善，规模适度，覆盖城乡的养老服务体系"。

（一）家庭养老模式

家庭养老是指由家庭提供的对老年成员的生活保障，其中包括经济保障、服务保障和精神慰藉等内容。它是一种建立在血缘基础上，由子女、配偶等亲属提供衣、食、住、医等照顾和服务的亲情养老方式，对于保障老年人的晚年生活起到了十分重要的作用。

根据特定的国情和传统文化，家庭养老是我国主要的养老模式。家庭养老一直处于主导地位，这种模式以血缘关系为基础、以亲情为纽带，代代相传。传统的家庭伦理道德观念深深地扎根于人们的思想观念中。家庭是最具亲情和温暖的地方，家庭养老能使老年人享受到天伦之乐，在老年人的生活照料和精神慰藉方面具有不可替代的作用。

（二）居家养老模式

社区居家养老是指政府和社会力量依托社区，为居家的老年人提供生活照料、家政服务、康复护理和精神慰藉等方面服务的一种养老模式。它是对传统家庭养老模式的补充和更新，是我国发展社区服务，建立养老服务体系的一项重要内容。

居家养老是在政府主导和全社会的共同参与下，依据居家养老服务中心为老年人提供各项服务。

这种模式结合了家庭养老和社区服务的优势，以老年人现有的住所为条件，通过政府和社会对老年人提供各种福利服务，以解决老年人的基本养老需求，满足了老年人足不出户就可以享受到基本服务的愿望。在当前家庭结构日益小型化，空巢老人比例不断增加的情况下，居家养老模式发挥着重要作用，是我国应该长期坚持的基础养老模式。

居家养老以上门服务为主要形式。其服务涵盖生活照料、家政服务、康复护理、医疗保健、精神慰藉、文体娱乐、信息咨询、老年教育等。对身体状况较好、生活基本能自理的老年人，提供家庭服务、老年食堂、法律服务等；对生活不能自理的高龄、独居、失能等老年人提供家务劳动、家庭保健、辅具配置、送饭上门、无障碍改造、紧急呼叫和安全援助等服务。居家养老作为一种依托社区、实施的成本较低、可操作性较强的养老模式，在我国很多地区已经开展。

（三）社区养老模式

社区养老是指老年人住在自己家庭或自己长期生活的社区里，在继续得到家人照顾的同时，由社区的养老机构或相关组织承担养老工作或为老人服务，使老年人的衣食住行等日常生活需要都能在社区内得到满足。

社区养老通过加强社区养老服务设施、服务队伍和信息网络建设，为社区的老年人及时提供日间照料、家政、情感慰藉等多样化服务，满足了老年人在熟悉的环境中接受养老服务的需求。与机构养老相比，社区养老由于得到政府和社会的大力支持（如国债资金、福彩公益金、慈善捐款等），因此收费相对低廉，适应普通老年人的经济承受能力，覆盖范围比较广泛。社会服务可以有效地弥补家庭照顾的不足，缓解家人照顾的压力。

（四）机构养老模式

机构养老是指国家、社会组织和个人通过举办养老机构，为老年人提供养护、康复、托管等服务。它是一种让老年人离开自己的家，到各种养老机构生活，其生活照料和护理均由养老机构负责提供的养老方式。

机构养老的养老服务由专门的机构提供，如社会福利院、敬老院、老年公寓、养老院等；养老服务由专业人员提供，机构非常注重吸纳和培养具有职业化、专业化的养老服务专门人才，包括护士、物理治疗师、医师、卫生员；养老服务呈现专业化特点，养老机构拥有适宜老年人生活的设施条件，具备专业技能人才，为不同类型、不同需求的老年人提供专业化的生活照料和医疗护理服务，使老年人得到较为集中的照顾和有序的生活。此外，机构养老将老年人集中在一起生活，为老年人建立了与同辈群体交流的平台，有益于老年人的身心健康。

养老机构按功能定位可分为供养型、养护型、医护型。供养型为一般照顾性养老机构，主要接收生活自理、身体基本健康、行为自由的老年人，提供膳食、文化娱乐、康复锻炼等方面的服务。养护型为护理照顾型养老机构，主要接收生活不能自理、半失能的老年人，主要提供生活照料、监护、康复护理等服务。医护型为技术照顾型养老机构，主要接收全卧床及需要提供医疗、护理、康复的老年人，为其提供基础护理、专科护理。根据医嘱进行支持治疗、姑息治疗、安宁护理、消毒隔离技术指导、社区老年保健、营养指导、心理咨询、卫生宣教和其他老年医疗护理服务。

👁 **看一看**

日间照料是一种介于专业机构照料和家庭照料之间的养老服务形式，服务对象主要是家庭日间暂时无人或无力照顾的社区高龄老年人、非自理老年人，通过在社区设置日间照料机构为老年人提供日间照料服务。日间照料模式的服务内容有膳食供应、个人照料、保健康复、心理疏导、文体娱乐活动和交通接送等。一些社区助老服务社开展了"助餐""助浴""助行""助急""助医"等服务。由政府招聘的经过培训的助老服务员、养老服务志愿者、社区卫生服务中心的工作人员等提供服务，老年人及家庭根据老年人身体健康状况及身体条件申请不同服务项目。日间照料是社区养老服务的重要内容之一，与居家养老共同构成社区养老服务。

PPT

第二节　老年人的生理及心理特点

一、生理特点

衰老是随着年龄的增长，人体对内外环境的适应能力、代偿能力逐渐减退的过程。

（一）形体的变化

头面部及皮肤的改变是老年人身体特征性变化之一，须发变白、脱落，部分老年人眉毛白色化。鼻毛出现白色化则是评价衰老指标之一。皮肤变薄、松弛、弹性差，皱纹加深，前臂、手部及面部易出现老年斑；骨质疏松及椎间盘脱水变薄，身材呈现弯腰驼背，身高下降、关节不灵活；因肋软骨钙化，加上脊椎的骨质疏松与塌陷，使胸椎的背曲弧度加重而产生脊柱后凸，所以使胸腔前后径增加，出现"桶状胸"。

（二）器官功能的变化

视力和听力的下降，可出现老年性白内障、老年性耳聋；嗅觉、味觉敏感性降低；皮肤感觉迟钝；呼吸功能减低，易发生呼吸道感染；心肌收缩力下降，随着年龄的增长，心肌纤维逐渐纤维化，收缩力下降，易引起各种心律失常，部分老人会出现心脏杂音，收缩压上升；消化腺分泌减少，消化吸收不良，易引起便秘；肾脏清除功能减弱，伴有尿频、尿急和夜尿增多等；脑组织萎缩；免疫系统功能下降，防御能力低下。由此，导致老年人容易出现各种慢性退行性疾病。

二、心理特点

由于生理功能衰退，致使老年人的脑功能也有一定程度的退化，使老年人的心理呈现特殊状态。

（一）感知觉

老年人的感觉和知觉反应会随着感觉功能衰退而相应地减慢，但由于老年人经验丰富，其知觉的正确性仍较高。不过老年人常发生定向力障碍，对时间、地点和人物的辨别困难。

（二）记忆力

记忆是过去的知识经验在头脑中的反映。老年人的特点是记忆力随年龄的增长而减退。一般来说，老年人的理解记忆力良好，机械记忆力则明显下降。

（三）智力

老年人的智力并非人们所认为的那样会全面退化，只是在某些方面有所衰减。智力分为"晶态智力"和"液态智力"两种。由于老年人阅历广，经验多，晶态智力易保持（甚至会增长），在80岁以后才有明显减退；液态智力减退得较早，也较快，一般在50岁以后就开始下降，60岁以后减退明显。

（四）思维

老年人的思维特点是思维、计算速度减慢，语言表达能力减退，对一些以往认为是较简单的问题常感到不易理解；对语言的理解速度减慢，讲话逐渐变得缓慢、不流畅，常词不达意，故不断重复；由于理解速度减慢，老年人的阅读速度也常明显减慢且难以持久。

三、老年人的健康需求

1. 因生理功能衰退所引起的老年常见疾病的治疗与护理需求。
2. 因生理功能减退所带来的在居住、衣着、营养等方面的特殊需要。
3. 因活动受限所带来的生活自理能力障碍方面的帮助与照料。
4. 因心理状态的变异和人际交往的障碍所带来的一系列心理反应的护理需求。

四、老年人的患病特点

老年人由于其器官组织功能衰退，机体防御能力和对疾病的反应性均有不同程度的减弱，在疾病发生发展、临床表现及预后等方面存在以下特点。

1. 患病率高，多种疾病并存。
2. 临床症状不典型。
3. 病程长、恢复慢、并发症多。
4. 病情进展迅速，易出现危象。
5. 易引起药物不良反应。

第三节 社区老年人的保健指导与健康管理

PPT

一、社区老年人的保健指导与护理

（一）老年保健的概念

世界卫生组织老年卫生规划项目认为，老年保健是指在平等享用卫生资源的基础上，充分利用现有的人力、物力，以维护和促进老年人健康为目的，发展老年保健事业，使老年人得到基本的医疗、护理、康复和保健等服务。社区老年保健的重点人群包括：高龄老年人、独居老年人、丧偶老年人、患病老年人、近期出院的老年人、老年精神障碍者。

（二）老年人的保健指导

1. 日常生活指导

（1）居家环境 保持光线充足、通风良好，温度（20～22℃）和湿度（50%～60%）适宜，避免噪声、异味等；室内布置尽量简洁，避免堆放过多的杂物，以便于老年人行走；常用物品摆放应高度合适，防止老年人跌倒；地面避免湿滑，选用防滑的地砖或地板，并在马桶、洗浴设备处安装扶手，放置防滑垫。

（2）休息与睡眠 老年人每天睡眠时间以6～8小时为宜，中午可卧床休息1小时。因老年人活动度相对较少，易发生失眠，应注意休息的质量。适当的活动对老年人而言也是一种休息方式，也可促进睡眠。

2. 饮食指导

（1）合理饮食 老年人进餐应做到定时定量、少食多餐，根据老年人的饮食习惯选择食物和烹制方法，适当补充蔬菜水果，经常调换口味，促进老年人的食欲。食物注意多样化，膳食应包括谷类、豆奶类、动物性食品、蔬菜、水果和油脂类，其中以谷类为主，以保持营养平衡。摄入足够的优质蛋白质、低脂、低糖、低盐、富含维生素及膳食纤维的食物。保证水分的补充，每日一般以1000～2000ml为宜，饮水宜在白天进行，晚上可限制饮水量。

（2）注意食品的加工和卫生　老年人的饮食应柔软、清淡，易于咀嚼、吞咽和消化，烹调时宜采用炖、煨和清蒸等烹调方法，忌油煎、炸等方法，但也要注意避免食物中营养素的丢失。老年人也要注意食品和餐具的卫生，避免食用过期变质、霉变的食品，少吃或不吃熏烤、腌制和焦糊的食物。

3. 运动指导

（1）运动方式和时间　老年人可根据自身的健康状况、习惯和兴趣选择适合自己的运动方式和时间，可按医生的运动处方选择。运动以有氧运动为宜，如散步、慢跑、骑自行车、爬山、健身操和太极拳等。时间以饭后 1 小时左右为宜，每次运动 20 ~ 30 分钟，每天 1 ~ 2 次。

（2）自我监护　老年人在运动中和运动后应做好自我监护，最简便的监测方法是以运动后心率作为衡量标准，即运动后的最适宜心率（次/分钟）= 170 - 年龄。判断运动是否适宜，除计算运动后的心率外，最好还要结合自我感觉综合判断。若运动后达到最适宜心率，且在运动结束后 3 ~ 5 分钟恢复运动前心率，加之运动时全身有热感或微微出汗，运动后自觉精力充沛、睡眠好和食欲佳等，均表明运动量适宜；若运动时身体不发热或出汗，脉搏次数不增加或增加不多，则说明运动不够；若运动后达到了最适宜心率，但需要 10 分钟以上才能恢复运动前心率，且运动后感到疲劳、头晕、气促及睡眠不良，则说明运动量过大。

4. 安全防护　随着年龄的增长，老年人各器官功能逐渐下降，动作反应时间延长，认知能力减退等增加了老年人发生意外伤害的危险性，如跌倒、烫伤和进食意外等。家属要意识到安全防护的重要性，加强老年人的安全保障措施，保证老年人的安全。同时应指导老年人掌握自身的健康状况，了解自身最有可能发生的意外伤害及其危险因素，并能采取积极有效的措施进行预防，提高其自身的安全意识和自我防护能力。

5. 用药安全　由于老年人年龄大、自身对药物的处理能力和耐受性下降，社区护士应特别重视对老年人的家庭用药指导，内容包括：①嘱咐老年人遵从医嘱用药，应在医生指导下坚持按时按量服药，改变药物剂量或更换药物时，应征得医生的同意，切忌自行停药或擅自增减药物剂量；②根据老年人的作息规律，协助老年人规划适当的服药间隔及用药时间，以减少因太密集的给药间隔造成药物中毒或某些食物与药物同服时对药物的干扰作用；③采用适当的方法提高服药技巧，如：服用药片较多或较大时，可分次服用或分成小片服用；药物刺激性较强时，可用吸管饮服；有吞咽困难者，可选用液体剂量或将片剂溶解后服用；药物标签应醒目、字体要大，必要时可将药物名称、剂量、用法、服用时间以较大字体自制成标签贴于药瓶上，但勿覆盖原药品标签；④教会老年人及家属观察药物的不良反应，对不可避免的副作用应提前说明，如出现严重的不良反应时即刻与医务人员联系，以防发生意外。

？ 想一想

社区老年人保健指导的内容有哪些？

答案解析

二、社区老年人的健康管理 微课

根据《国家基本公共卫生服务规范（第三版）》的要求，社区老年人的健康管理内容如下。

（一）服务对象

辖区内 65 岁及以上常住居民。

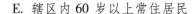

练一练

社区老年人的健康管理的服务对象是

A. 辖区内居民　　　　　　　　B. 辖区内 65 岁及以上常住居民

C. 辖区内常住居民　　　　　　D. 辖区内 60 岁及以上常住居民

E. 辖区内 60 岁以上常住居民

答案解析

（二）服务内容

每年为老年人提供 1 次健康管理服务，包括生活方式和健康状况评估（表 7 - 1）、体格检查、辅助检查和健康指导。

表 7 - 1　老年人生活自理能力评估表

评估事项、内容与评分	程度等级				
	可自理	轻度依赖	中度依赖	不能自理	判断评分
进餐：使用餐具将饭菜送入口、咀嚼、吞咽等活动 评分	独立完成 0	— 0	需要协助，如切碎、搅拌食物等 3	完全需要帮助 5	
梳洗：梳头、洗脸、刷牙、剃须、洗澡等活动 评分	独立完成 0	能独立地洗头、梳头、洗脸、刷牙、剃须等；洗澡需要协助 1	在协助下和适当的时间内，能完成部分梳洗活动 3	完全需要帮助 7	
穿衣：穿衣裤、袜子、鞋子等活动 评分	独立完成 0	— 0	需要协助，在适当的时间内完成部分穿衣 3	完全需要帮助 5	
如厕：小便、大便等活动及自控 评分	不需协助，可自控 0	偶尔失禁，但基本上能如厕或使用便具 1	经常失禁，在很多提示和协助下尚能如厕或使用便具 5	完全失禁，完全需要帮助 10	
活动：站立、室内行走、上下楼梯、户外活动 评分	独立完成所有活动 0	借助较小的外力或辅助装置能完成站立、行走、上下楼梯等 1	借助较大的外力才能完成站立、行走，不能上下楼梯 5	卧床不起，活动完全需要帮助 10	
总得分					

注：该表为自评表，根据表中 5 个方面进行评估，将各方面判断评分汇总后，0～3 分者为可自理；4～8 分者为轻度依赖；9～18 分者为中度依赖；≥19 分者为不能自理。

1. 生活方式和健康状况评估　通过问诊及老年人健康状态自评了解其基本健康状况、体育锻炼、饮食、吸烟、饮酒、慢性疾病常见症状、既往所患疾病、治疗及目前用药和生活自理能力等情况。

2. 体格检查　包括体温、脉搏、呼吸、血压、身高、体重、腰围、皮肤、浅表淋巴结、肺部、心脏、腹部等常规体格检查，并对口腔、视力、听力和运动功能等进行粗测判断。

3. 辅助检查　包括血常规、尿常规、肝功能（血清谷草转氨酶、血清谷丙转氨酶和总胆红素）、肾功能（血清肌酐和血尿素）、空腹血糖、血脂（总胆固醇、甘油三酯、低密度脂蛋白胆固醇、高密度脂蛋白胆固醇）、心电图和腹部 B 超（肝胆胰脾）检查。

4. 健康指导　告知评价结果并进行相应健康指导。

（1）对发现已确诊的原发性高血压和 2 型糖尿病等患者同时开展相应的慢性病患者健康管理。

（2）对患有其他疾病的（非高血压或糖尿病），应及时治疗或转诊。

（3）对发现有异常的老年人建议定期复查或向上级医疗机构转诊。

（4）进行健康生活方式以及疫苗接种、骨质疏松预防、防跌倒措施、意外伤害预防和自救、认知和情感等健康指导。

（5）告知或预约下一次健康管理服务的时间。

（三）服务流程

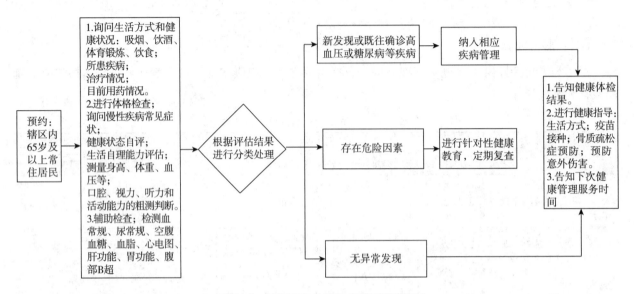

图 7-1　社区老年人的健康管理流程图

（四）服务要求

1. 开展老年人健康管理服务的乡镇卫生院和社区卫生服务中心应当具备服务内容所需的基本设备和条件。

2. 加强与村（居）委会、派出所等相关部门的联系，掌握辖区内老年人口信息变化。加强宣传，告知服务内容，使更多的老年人愿意接受服务。

3. 每次健康检查后及时将相关信息记入健康档案。具体内容详见《居民健康档案管理服务规范》健康体检表。对于已纳入相应慢性病健康管理的老年人，本次健康管理服务可作为一次随访服务。

4. 积极应用中医药方法为老年人提供养生保健、疾病防治等健康指导。

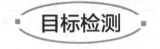 目标检测

答案解析

单项选择题

1. 根据特定的国情和传统文化，我国主要的养老模式应为

   A. 居家养老　　　　　　　　　　　　B. 老年公寓养老

   C. 养老院养老　　　　　　　　　　　D. 日间护理院养老

   E. 老年病医院

2. 老年保健的重点人群不包括

   A. 高龄老年人　　　　　　　　　　　B. 独居老年人

   C. 丧偶老年人　　　　　　　　　　　D. 住院的老年人

   E. 新近出院的老年人

3.《国家基本公共卫生服务规范——老年人健康管理规范》中服务内容要求每年必查的辅助检查中，以下哪项除外

  A. 血常规   B. 尿常规   C. 大便常规   D. 空腹血糖   E. 血脂

4. 联合国规定，发达国家老年人年龄标准是

  A. 55 岁   B. 60 岁   C. 65 岁   D. 70 岁   E. 80 岁

（焦娜娜）

书网融合……

  重点回顾   微课   习题

第八章 社区慢性病的护理与管理

<table>
<tr><td rowspan="1">学习目标</td><td>

知识目标：

1. 掌握 社区慢性病的护理与管理。

2. 熟悉 慢性病的概念、特点及危险因素。

3. 了解 慢性病的分类。

技能目标：

能运用本章所学知识，开展社区常见慢性病的护理与管理。

素质目标：

具有良好的沟通能力及为基层医疗卫生服务的意识。

具有丰富的护理知识。

具有敏锐的观察能力和护理评估能力。

具有良好的职业道德和服务态度。

</td></tr>
</table>

📖 导学情景

情景描述： 患者，李某，女，于 5 年前发现血压升高，高于 140/90mmHg，之后多次测血压示高于正常，血压最高达 200/120mmHg，曾在外院诊断为"高血压病 3 级"，但一直未经正规诊断和治疗，平素未服药治疗，血压控制差，波动大，时感头昏不适。近 2 日无明显诱因出现头昏，在家多次测量血压，波动在 200/120mmHg 左右，伴恶心、呕吐 2 次，量少为胃内容物，无肢体麻木，无肢体活动障碍。患者在家属陪同下步行至社区卫生服务中心就诊。起病以来患者无腹痛、腹泻，无周期性麻痹、烦渴、多尿，无黑矇、晕厥，精神、饮食、睡眠可，大、小便正常，体重无明显改变。体格检查 T 37℃、P 87 次/分、R 20 次/分、BP 240/120mmHg。

情景分析： 结合生命体征及相关检查。

初步诊断： 1. 高血压病 3 级，极高危组；2. 高血压危象。

讨论： 请问社区护士应如何为这位患者提供相应的管理和护理？

学前导语： 患者高血压防治知识缺乏，社区护士应对该患者进行规范的社区高血压患者管理。

第一节 概 述

PPT

随着医疗水平的发展和社会文明的进步，人类的生活方式及生活质量均发生了极大的改变，疾病谱和死亡谱也发生了变化，传染病的发病率和死亡率得到了明显的控制，慢性病的发病率却逐年上升，慢性病已取代传染病成为影响人类健康和死亡的首要原因。目前，随着人口老龄化、经济状况的改善、人们生活方式与行为习惯的变化，我国居民慢性病患病率不断提升，已成为影响人民健康和死亡的首要原因，且呈现出高患病率、低治愈率的态势，严重影响患者的健康状况及生活质量，也给家庭和社会带来了巨大的经济负担。慢性病患者的多数时间是在家庭和社区中度过，因此，在社区中开展慢性病健康教育，控制危险因素，筛查慢性病的高危人群，提高社区慢性病患者的自我管理能力，对降低慢性病的患病率、致残率和死亡率，改善和提高患者的生活质量具有非常重要的意义。

一、慢性病的概念及特点

（一）概念

慢性病的全称是慢性非传染性疾病，不是特指某种疾病，而是对一类起病隐匿，病程长且病情迁延不愈，缺乏确切的传染性生物病因证据，病因复杂，且有些尚未完全被确认的疾病的概括性总称。社区常见的慢性病主要有心脑血管疾病（高血压、脑卒中和冠心病等）、糖尿病、慢性阻塞性肺部疾病（慢阻肺）以及肿瘤等。

（二）慢性病的特点

慢性病是在多个遗传基因轻度异常的基础上，加上长期紧张疲劳、不健康的生活方式以及饮食习惯、环境污染、忽视自我保健和心理应变平衡逐渐积累而发生的疾病，其中生活方式是其主要原因，即使有慢性病的遗传背景，发病与否很大程度上取决于生活方式。

1. 一果多因，一因多果，一体多病　一果多因指一种慢性病可以由多种因素共同作用而导致。一因多果指同一个病因（如吸烟、饮酒、不合理膳食、肥胖等）可导致多种疾病，如吸烟与心脑血管疾病、恶性肿瘤、糖尿病和慢性呼吸道疾病等有关。一体多病指一个患者常患多种慢性病，因慢性病具有共同的危险因素，而且一种疾病往往会导致另一疾病的发生，两者相互联系。

2. 发病隐匿，潜伏期长　慢性病的早期症状往往比较轻而易被忽视，慢性病在病因的长期作用下，器官损伤逐步积累，直至急性发作或者症状较为严重时才被发现。

3. 发病时间不易确定　临床发现时患者往往已经出现不可逆的机体器官病理改变。

4. 病程长　大多数慢性病的病程长，常伴随患者终身。

5. 可预防　通过对环境、生活方式等可改变因素的干预能预防或减缓其发病。

6. 不可治愈　大多数慢性病的病因复杂或不明，故无法进行病因治疗，主要是对症治疗，以减轻症状、预防伤残和并发症。

7. 对生活质量影响大　因病程长，不可治愈，而且同时患多种慢性病，对患者的生活质量影响大。

二、慢性病的分类及相关危险因素

（一）慢性病的分类

根据慢性病对人产生的影响程度不同，将慢性病分为以下三类。

1. 致命性慢性病　包括艾滋病、各种癌症、骨髓衰竭等疾病。

2. 可能威胁生命的慢性病　如阻塞性肺气肿、老年性痴呆、慢性酒精中毒、系统性硬皮病、高血压、糖尿病、血友病、红斑狼疮、脑出血、脑梗死、慢性肾衰竭、先天性心脏病、再生障碍性贫血等。

3. 非致命性慢性疾病　包括帕金森病、骨关节炎、类风湿性关节炎、胆石症、痛风、偏头痛、支气管哮喘、消化性溃疡、溃疡性结肠炎、慢性支气管炎、青光眼、创伤或烧伤后遗症等。

（二）慢性病的相关危险因素

现代医学认为，慢性病是由多种危险因素综合作用的结果。依据危险因素可否干预来看，可分为不可改变的和可改变的危险因素（图 8-1）。不可改变的危险因素有年龄、性别、种族和遗传等固有因素，这些危险因素虽然无法改变和干预，但它们对疾病风险的预测有很大的参考意义，因为不同的年龄段、性别、民族、种族和家族间患病的风险有很大的差别。可改变的危险因素有吸烟、过量饮酒、不合理膳食、缺乏体力活动、社会心理因素等，这些行为危险因素是可防可控的，也是健康教育和干预的重点。从危险因素与疾病的时间顺序上看，把肥胖、高血压、高血脂、高血糖称之为中间危险因素，它们本身是疾病，是由于前述可改变危险因素和不可改变危险因素积累到一定时间后引起。然而相对于糖尿病、冠心病和脑卒中这些严重的疾病来说，肥胖、高血压、高血脂又是危险因素。对中间危险因素的干预和控制对于降低心血管疾病的死亡率以及糖尿病的并发症有很大的意义。除此之外，社会经济因素、自然环境因素、社会心理因素都与疾病存在密切的关联。社会经济的发展使人们生活水平不断提高，劳动条件改善，使生活方式发生了很大的变化，造成营养过剩，身体活动减少，增加了慢性病的患病风险。同一生态环境下，不同地区的健康和疾病流行状况存在差异。长期精神刺激及心理紧张在肿瘤的发生中起着不可忽视的促进作用。

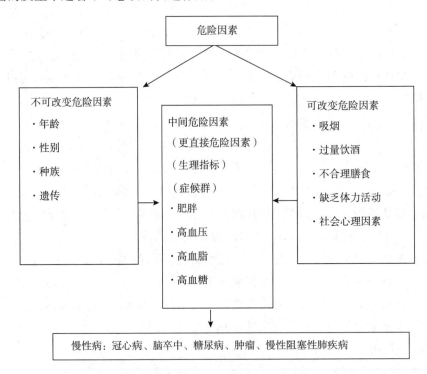

图 8-1　常见慢性病及其共同危险因素之间的内在关系

　　慢性病的种类很多，发生的原因也很复杂。冠心病、脑卒中、肿瘤、糖尿病及慢性呼吸系统疾病等常见的慢性病都与吸烟、饮酒、不合理膳食、缺乏体力活动等几种共同的危险因素有关（表8-1）。常见的慢性病危险因素有以下几个方面。

表 8-1　共同危险因素导致的主要慢性病

危险因素	慢性病			
	心脑血管疾病	糖尿病	肿瘤	呼吸道疾病
吸烟	√	√	√	√
过量饮酒	√		√	√
不合理膳食	√	√	√	√
缺乏体力活动	√	√	√	√
肥胖	√	√	√	√
高血压	√	√		
血糖异常	√	√	√	
血脂异常	√	√	√	

1. 吸烟 大量研究证实，吸烟是多种癌症、心脑血管疾病、慢性呼吸系统疾病等25种慢性病的共同首要危险因素。烟草燃烧的烟雾中，包括3800多种已知的化学物质，有害物质包括尼古丁等生物碱、胺类、脂类、酚类、醛类、烷烃、醇类、多环芳烃、脂肪烃、杂环族化合物、羟基化合物、氮氧化物、一氧化碳以及重金属元素镍、铜、铬和有机农药等，其中含苯、焦油等50多种致癌物质。主动吸烟和被动吸烟都会增加发病风险，而被动吸烟的风险可能更大。被动吸烟时某些有害物质的含量往往比主动吸烟还要高。

2. 过量饮酒 很多研究都证实，饮酒与健康之间呈"U"形关系，即适度饮酒要比不饮酒及酗酒者有更少的机会患高血压、心肌梗死和脑卒中等心血管疾病，活得更健康更长寿。但过量饮酒是导致躯体及精神健康问题的重要原因。酒类对人体健康的影响与其摄入量有关。大量饮酒甚至酗酒将会损害人体大脑、神经以及心脏、肝等器官，引起心血管疾病、肝疾患、多种癌症。酗酒可导致严重的疾病及死亡，还可导致意外伤害、各种事故、抑郁症、精神异常。研究表明，大量饮酒是高血压的重要危险因素。无论是一次酗酒或是长期酗酒，都会增加出血性脑卒中的危险。饮酒还可增加口腔癌、喉癌和食管癌等多种癌症的风险。长期饮酒可导致肝硬化，继而引起肝癌。

3. 不合理膳食 慢性病的发生与不合理膳食有很大关系。不合理膳食具体表现为饮食结构不合理、烹饪方法不当、不良饮食习惯等。

（1）**饮食结构不合理** 高盐、高脂、高胆固醇饮食是慢性病的主要原因之一。高盐饮食与高血压的患病风险密切相关。高脂肪、高蛋白、高碳水化合物和缺乏纤维素的膳食可能与2型糖尿病的发生有关。高胆固醇、高脂饮食是糖尿病、血脂异常、骨质疏松的危险因素。食物过于精细、膳食纤维甚少、含大量脂肪尤其是胆固醇时，可使发生结肠癌的机会显著增高。此外，维生素A摄入过少能增加患皮肤癌、肠癌等恶性肿瘤的风险。

（2）**制作与烹饪方法不当** 腌制和熏制等不良的制作方法可使食物中亚硝酸胺化合物增加，易导致癌症的发生，尤其是胃癌、肝癌、膀胱癌。天然食物或食物添加剂中也存在致癌物，如亚硝胺有强致癌作用。食物受致癌物污染，如黄曲霉菌污染农作物产生的黄曲霉毒素已证实是一种可疑致癌物。食物在煎炸、烟熏、烘烤等烹调加工过程中可产生如苯并（a）芘、焦谷氨酸等致癌物。一般认为，食物粗糙、营养素摄入不足者发生食管癌与胃癌的危险度增加；膳食结构不合理，尤其是长期摄入高脂、高能量、低纤维素的食物可增加乳腺癌、结肠癌的发病率；当食物中长期缺乏微量元素硒、铁和维生素C，以及常吃腌制及熏制食品，均使发生食管癌及胃癌的危险性增加。

（3）**饮食习惯不良** 暴饮暴食，进食时间不规律，喜食辛辣刺激食物等可破坏胃黏膜的保护屏障，导致胃炎、胃溃疡的发生。咖啡和茶中含咖啡因，能刺激交感神经，使血液中游离脂肪酸增加，可致动脉硬化，长期饮浓茶或咖啡还可导致骨质疏松。

4. 缺乏体力活动 缺乏体力活动是指在工作、家务、交通行程期间或在休闲时间内，不进行任何体力活动或仅有非常少的体力活动。现代社会由于工作与生活条件的改善、交通工具的便捷快速，人们缺乏体力活动的现象已相当普遍。调查显示：人群中11%～24%属于静坐生活方式，31%～51%活动不足，大多数情况下每天活动量不足30分钟。缺乏体力活动是冠心病、高血压、脑卒中、糖尿病、多种癌症等慢性病的主要危险因素之一。

5. 环境因素 WHO的调查资料显示80%～90%的恶性肿瘤与环境有关，其中最主要的是化学因素。自1775年发现化学物质与癌症有关以来，化学致癌物问题已为人们所重视，据美国《化学文摘》登记的化学物品种已达50多万，进入人类环境的有96000多种，每年新增化学物还有近千种。环境中的化学致癌物主要来自烟草、食品、药物、饮用水及工业、交通和生活污染等。目前已确认的化学致癌物有苯并（a）芘、氯乙烯、联苯胺、苯、石棉、砷及其化合物等，所引起肿瘤主要有肺癌、膀胱癌、皮肤癌和肝血管肉瘤等；可疑致癌物有黄曲霉毒素 B、亚硝胺等，可引起肝癌、胃癌、食管癌等。目前已证实可诱发恶性肿瘤的化学药物有多种，如咪唑嘌呤、环磷酰胺、己烯雌酚、复方口服避孕药等。目前，比较肯定的物理性致癌因素主要有电离辐射、紫外线、慢性灼伤、机械性与外伤性刺激等。电离辐射可诱发白血病、肺癌、甲状腺癌、骨癌、乳腺癌等多种恶性肿瘤；阳光中的紫外线长期照射可引起皮肤癌；长时间慢性机械刺激、慢性炎症刺激也可诱发癌症，如肝吸虫的机械刺激可引起胆管上皮癌。病原体的感染与慢性病的关系也很密切。如乙型肝炎病毒和丙型肝炎病毒与原发性肝癌有关，EB 病毒与鼻咽癌的关系比较肯定，幽门螺旋杆菌是胃癌的致病因子，人乳头状瘤是宫颈癌的致病因子，血吸虫与膀胱癌、中华分支睾吸虫与胆管癌关系密切。

6. 社会心理因素　心理创伤及生活意外事件均可导致癌症的发生，长期处于孤独、矛盾、失望、压抑状态，是促进恶性肿瘤生长的重要因素。特殊的生活史和长期精神刺激及心理紧张在癌症的发生中起着不可忽视的促进作用。美国学者劳伦斯·莱什研究了 500 名癌症患者，发现 76% 的患者在发病前有心理创伤史，我国学者研究也发现家庭的意外事件、工作学习过度紧张、人际关系不协调等社会心理因素作为激活剂，可导致癌症的发生。影响癌症发病的重大生活事件，一般都先于癌症起病 6 ~ 8 个月。

7. 遗传因素　慢性病是遗传因素和环境因素共同作用的结果。有研究表明：家族史是癌症、心脑血管疾病、糖尿病、高血压、慢性阻塞性肺疾病的重要危险因素。家庭对个体健康行为和生活方式的影响较大，许多慢性病都有家族遗传倾向，这可能与遗传因素或家庭共同的生活习惯有关。

练一练

恶性肿瘤的危险因素不包括

A. 电离辐射　　　　　B. 运动
C. 吸烟　　　　　　　D. 不合理膳食
E. 病原体感染

答案解析

PPT

第二节　常见慢性病的社区管理

我国社区常见的慢性病主要有高血压、糖尿病、心脑血管疾病、慢性阻塞性肺疾病、肿瘤等。其中，高血压和糖尿病因发病率高、致残率高，对患者身心危害严重，并给家庭经济及医疗资源带来沉重的负担，目前已纳入社区管理。由于慢性病的长期迁延，反复入院，做好慢性病的延续性护理，使患者的信息、治疗关系及护理管理在各级医院与社区之间维持延续性，对实现慢性病的有效控制，降低患者再入院率，提高生活质量尤为重要。

一、高血压的社区管理

高血压是以体循环动脉血压增高（收缩压和/或舒张压持续增高）为主要临床表现的综合征。高血压是多种心、脑血管疾病的重要病因和危险因素，影响重要脏器如心、脑、肾的结构和功能，最终可导致这些器官的功能衰竭。在许多国家，高血压都是造成残疾和死亡的主要原因之一，严重危害社区居民的健康。我国疾病统计表明：每年死于心脑血管疾病的人数达到 250 万 ~ 300 万，而高血压是心脑血管疾病最大的危险因素。尤其值得强调的是，高血压是引起脑卒中的第一诱因。脑卒中的发病率、病死率和致残率很高，对人们的健康和生命质量造成很大威胁。因此，高血压被认为是一种危害社区居民健康最严重的疾病，被列为国家社区慢性病管理和预防的重点疾病。

（一）高血压的流行现状

高血压患病率在全世界各国均很高，欧美国家高于亚非国家，工业化国家高于发展中国家。在由WHO组织专家组编写，并于2010年出版的《健康的社会决定因素》一书中将高血压列为现代社会病。我国高血压的患病率虽不如西方国家高，但却呈上升趋势。高血压是我国最常见的血管性疾病，被称为"第一杀手"。我国高血压的流行病学特点呈现"三高三低"，即患病率高、致残率高、病死率高；知晓率低、治疗率低、控制率低。根据全国疾病监测系统的调查：我国18岁以上人群高血压患病率为25.2%，男女性别差异不大，随着年龄增长，高血压患病率逐渐上升，60～69岁组高达56.9%。我国高血压流行病学有两个明显特点：北方高于南方，东部高于西部；不同民族之间高血压患病率存在一些差异，高原少数民族地区患病率较高。

有关调查结果也显示高血压的发病可能与职业因素有关，长期从事脑力劳动、工作繁重、精神高度紧张及体力活动少的人群高血压患病率高于体力劳动者，其中以脑力劳动为主的职业人群患病率最高。

（二）高血压的危险因素

高血压发病机制尚未完全明确，高血压的发生既受遗传因素的影响，又与个人的生活方式有关，是二者长期相互作用的结果，其中个人的生活方式起主要作用。在种族、遗传因素无法改变的情况下，建立健康的生活方式是预防高血压唯一有效的手段。高血压的危险因素较多，可分为不可改变因素和可改变因素，这些因素多具有联合作用，最终导致高血压的发生。

1. 不可改变因素

（1）遗传因素　高血压有群集于某些家族的倾向，发病以多基因遗传为主，有较明显的家族聚集性。调查发现，高血压患者的子女患高血压的概率明显高于父母血压正常者。在遗传表型上，不仅血压升高发生率体现遗传，而且在血压高度、并发症发生等方面，也有较为明显的遗传倾向。

（2）年龄与性别　高血压是中、老年的好发病，随着年龄增长其发病率明显升高，且近年来研究表明高血压患病年龄有提前趋势，应予以重视。高血压在不同性别人群中的分布是不同的，男性发病率高于女性，但绝经后的老年女性，其发病率接近男性，性别差异缩小。

2. 可改变因素

（1）吸烟　吸烟是公认的心血管疾病发生的重要危险因素之一。烟草中所含烟碱和尼古丁会导致交感神经兴奋，可使血压一过性升高。

（2）饮酒　长期大量饮酒是高血压的重要危险因素之一。中美心血管病流行病学合作研究表明男性持续饮酒与不饮酒者比较，4年内发生高血压的危险增高40%。饮酒量与高血压发病率呈显著正相关，饮白酒量每日增加100g，患高血压的危险性增高19%～26%。酒精还可使高血压患者对降压药物的敏感性下降。

（3）饮食　食盐摄入量与高血压的发生密切相关，高钠摄入可使血压升高而低钠摄入可降低血压。中国居民膳食宝塔2016版指出健康成年人的钠盐摄入标准是每人每天应在6g以下，每人每天钠盐平均摄入量增加2g，收缩压和舒张压分别增高2.0mmHg和1.2mmHg。此外，蔬菜和水果摄入量少，则钾、镁离子摄入量少，也被认为是使血压升高的因素之一。

（4）运动　体力活动减少、静坐生活方式是造成超重和肥胖的重要原因之一，也使心血管代偿功能减退，能量消耗减少，脂肪过剩，易发生高血压。高血压的发病率，一般是脑力劳动者高于体力劳动者，轻体力劳动者高于重体力劳动者。运动不仅可使血压下降，且对减轻体重、增强体力、降低胰岛素抵抗有利。

（5）超重和肥胖　超重和肥胖是高血压发病的主要危险因素之一。按中国人标准，成年人的正常体重指数（BMI：kg/㎡）为 18.5~23.9，体重指数 24≤BMI<28 为超重，≥28 为肥胖。体重指数的理想值是 22，在此数值附近，人体健康状态为最佳，依此推算个体的理想体重，即理想体重 = 22×［身高（m）］²。肥胖通过增加全身血管床面积和心脏负担、引起胰岛素抵抗和血压升高，尤其是中心性肥胖，上述效应更加明显。中国人中心性肥胖的标准是：腰围男性 >90cm，女性 >80cm。研究表明，BMI≥24 者高血压的患病率是正常体重者的 3~4 倍，中心性肥胖者高血压的患病率是腰围低于此限者的 3.5 倍。《中国居民营养与慢性病状况报告（2020 年）》显示：中国成年居民超重肥胖率超过 50%。对超重与肥胖的人，每减少 1kg 体重，可使收缩压降低 1.6mmHg、舒张压降低 1.3mmHg；减少体重还可增强降压药的降压效果。

（6）精神因素　精神过度紧张可引起血压升高、心跳加快、头部和肌肉血液供应量增加，内脏血液供应量减少，若过于强烈持久或反复发作，可导致心血管系统的功能性和器质性病理损害。工作中需注意力高度集中的职业，或对视觉、听觉造成慢性刺激的职业，均能使血压升高，从而导致高血压的发病率增高。例如，司机等长期精神紧张、纺织女工长期受噪声刺激等均为血压升高的因素。

？ 想一想

高血压的危险因素有哪些？

答案解析

（三）高血压的管理

高血压既是一种最常见的心血管疾病，又是心血管疾病独立、持续的危险因素，降低人群血压水平，对预防心血管疾病具有重要意义。2017 年高血压防治指南指出，社区高血压的防治要采取面对全人群、高血压高危人群和患者的综合的防治策略，采用一级预防、二级预防、三级预防相结合的综合一体化干预措施。

1. 一级预防　高血压的危险因素除年龄、性别与家族史外，其他危险因素都可以预防或治疗。一级预防的目的是避免和推迟高血压的发生，通过以倡导健康生活方式为主要内容的健康教育，提高社区人群对高血压危害性的认识和重视，帮助社区人群树立自我保健意识和提高自我监测能力。通过针对社区不同人群特征的健康教育，提高高血压防治知识普及率，改变不良生活方式，养成良好生活方式，即合理饮食、适当运动、心态平衡、戒烟限酒，降低人群的发病率；定期进行高血压筛查，重视高血压的早期检出，积极治疗高危个体，防止其发展为疾病。

2. 二级预防　目的是早发现、早诊断、早治疗，通过普查、筛检、定期健康检查、高危人群重点项目检查以及设立专科门诊等途径，尽早检出并诊断高血压患者及具有高血压危险因素的高危个体，通过建立健康档案、定期随访、用药指导和健康教育等手段，预防病情加重，同时防止并发症的发生。

3. 三级预防　第三级预防主要是积极治疗高血压，密切监测并有效预防并发症，针对中晚期患者进行合理、适当的康复治疗，防止病情恶化，预防并发症及伤残的发生，尽量延长患者的生命。

（四）高血压的护理

1. 生活方式指导

（1）合理饮食　饮食不平衡是高血压的一个可以改变的主要危险因素。因此，矫正不良饮食生活方式，合理饮食是临床治疗的前提，是药物发挥作用的基础。

①控制总能量：超重者和肥胖者要注意限制总能量和脂类的摄入，以降低体重，维持理想体重。从超重或肥胖恢复到理想体重是一个渐近过程，同时处理好与运动的关系，切忌采取通过极低能量的

摄入或完全饥饿以达到迅速减重的方法。

②限制食盐的摄入：高血压患者的食盐摄入量应低于健康人群，建议每日低于5g。限制食盐摄入也是一个渐近的过程，少吃直至不吃较咸食品，改变烹调方法，减少用盐和少用含盐的调料，养成喝茶、喝粥的习惯，逐渐减少喝咸汤的次数。

③增加新鲜蔬菜、瓜果的摄入：通过新鲜蔬菜、瓜果供应充足的维生素与矿物质，补充钾、镁离子。据报道，素食者的血压通常比一般人低。国外大规模随机对照试验结果（8周收缩压降低7mmHg）也表明富含蔬菜和水果的膳食有明显的降压作用。新鲜蔬菜、瓜果富含钾、镁离子，在限制钠盐的同时，适量增加钾、镁离子的摄入量，能促进肾脏排钠，减少钠水潴留，起到降低血压的作用。另外，钾离子的降压作用还与其交感神经抑制作用、血管扩张作用有关。

（2）禁烟、限酒或戒酒　吸烟能引起微血管收缩，诱发心绞痛、心肌梗死和猝死；饮酒过多可使动脉粥样硬化加重，而且大量饮酒还可减弱降压药的降压效果。因此，避免长期大量饮酒是预防高血压的有效措施，而且如果已经患有高血压，减少患者的饮酒量，还可减缓高血压心脏病的发生和发展。一般建议，健康者将饮酒量控制在每日啤酒1瓶或白酒2两以内，有心血管疾病者一定要戒酒。

（3）适量运动　适量而有规律的运动可增加能量的消耗，减少体内脂肪蓄积，使体重降低，缓解精神紧张，减少高血压发病机会。有报道称，每天30分钟快走，坚持10周，可使收缩压降低10mmHg。

2. 家庭用药指导　对于高血压患者，除坚持健康的生活方式之外，遵医嘱服药也非常重要。绝大多数高血压患者都需要终身服药，但常常存在不愿服药、不难受不服药、不按医嘱服药的情况，使血压升高反反复复，不仅损害心、脑、肾等重要靶器官，而且给治疗带来了难度。因此，社区护士应通过健康宣教，提高患者和患者家属的遵医行为，提高患者对药物治疗的依从性，将血压控制在理想水平，防止血压大范围波动。社区护士要指导患者遵医嘱用药，不能随意增减剂量或更换药物，更不能随意贸然停药。用药期间要定期监测血压，观察药物疗效和副作用。

3. 血压监测指导　高血压患者血压测量要做到"四定"，即定时间、定部位、定体位、定血压计。社区护士指导患者在家自测血压时应注意：①上午6~10点和下午4~8点，此时间段的血压值为一天中最高值，测量该时段的血压可以了解血压的高峰，特别是每日清晨睡醒时，此时的血压水平可以反映服用的降压药物的降压作用能否持续到次日清晨。②服药后，在药物的降压作用达到高峰时测量。短效制剂一般在服药后2小时测量；中效药物一般在服药后2~4小时测量；长效制剂一般在服药后3~6小时测量。③血压不稳定或更换治疗方案时，此时应连续测2~4周，以掌握自身血压规律、了解新方案的疗效。

高血压患者的降压目标为：①普通患者血压降至<140mmHg。②年轻患者、糖尿病患者及肾病患者血压降低至130/80mmHg。③老年人收缩压降至<150mmHg，如能耐受，还可以进一步降低。

 看一看

表8－2　血压水平的分类

类别	收缩压/mmHg		舒张压/mmHg
理想血压	<120	和	<80
正常血压	<130	和	<85
正常高值	130~139	或	85~89
1级高血压（轻度）	140~159	或	90~99
亚组：临界高血压	140~149	或	90~94

续表

类别	收缩压/mmHg		舒张压/mmHg
2级高血压（中度）	160~179	或	100~109
3级高血压（重度）	≥180	或	≥110
单纯收缩期高血压	≥140	和	<90
亚组：临界收缩期高血压	140~149	和	<90

注：当收缩压和舒张压分属不同分级时，以较高的级别作为标准。

4. 体位性低血压的预防与处理　通过健康教育让患者了解体位性低血压的表现，并应在联合用药、服首剂药物或加量时特别注意。指导患者在发生体位性低血压时，应采取头低足高位平卧，以利于增加回心血量和脑部供血。指导患者预防体位性低血压的方法：避免长时间站立，尤其在服药后最初几个小时；改变姿势时动作宜缓慢；服药时间选择平静休息期间，服药后继续休息一段时间再下床活动；如在睡前服药，夜间起夜时应特别注意安全；避免用过热的水洗澡；不宜大量饮酒。

5. 家庭随访　定期对社区高血压患者进行家庭随访，及时评价高血压患者健康状况，建立健康档案，并定期复查以便及时发现问题并及时处理。对于高血压患者，每年要提供至少4次面对面随访。

✎ **练一练**

高血压患者的饮食治疗中应特别注意（　）

A. 低盐　　　　　　　B. 低糖

C. 低脂　　　　　　　D. 高维生素

E. 限制热量

答案解析

❤ **护爱生命**

为提高广大群众对高血压危害健康严重性的认识，引起各级政府、各个部门和社会各界对高血压工作的重视，动员全社会都来参与高血压预防和控制工作，普及高血压防治知识，增强全民的自我保健意识，卫生部门决定自1998年起，将每年的10月8日定为全国高血压日，在全国范围内掀起了防治高血压宣传活动的高潮。

我们要主动发挥教育与宣传作用，引导人们树立科学的、合理的生活方式，预防高血压的发生，宣传治疗高血压的重要性。

二、糖尿病的社区管理 ▣ 微课

糖尿病是一组以高血糖为特征的代谢性疾病。高血糖则是由于胰岛素分泌缺陷或其生物作用受损，或两者兼有引起。是一种慢性、终身性疾病。长期存在的高血糖，导致各种组织，特别是眼、肾、心脏、血管、神经的慢性损害、功能障碍。据病因可分为1型糖尿病、2型糖尿病、妊娠糖尿病及其他特殊类型糖尿病。其中，2型糖尿病占糖尿病患者的90%以上，是预防与健康教育的重点。随着社会经济的发展，生活方式、饮食结构的改变及老龄化程度加速，人均寿命的延长，糖尿病的发病率和死亡率逐年增加。WHO资料表明，目前全球有糖尿病患者2亿多，预计2025年将上升至3亿。我国患者约3000万人。每年以新增病例近100万的速度增长。糖尿病是一种社区常见病、多发病，已成为发达国家中继心血管病和肿瘤之后的第三大慢性病，成为当前主要的公共卫生问题之一，是严重威胁人类健康的公共卫生问题，糖尿病使患者生活质量下降、寿命缩短、病死率增高。因此，普及糖尿病教育，建立、健全糖尿病防治网络，实施糖尿病三级预防，从根本实现糖尿病的防治十分重要。

（一）糖尿病的流行现状

根据全国营养与健康调查结果，我国18岁以上人群糖尿病患病率仅为2.60%，大城市居民糖尿病患病率为4.45%，农村为1.83%，城市明显高于农村。与历史资料比较，20岁以上人群糖尿病患病率大城市由1996年的4.58%上升到2002年的6.37%，中小城市由3.37%上升到3.89%。最近的研究显示，我国成年人中2型糖尿病患者人数已经超过9200万，患病率达9.7%，糖尿病患病率提升速度明显。

（二）糖尿病的危险因素

1. 不可改变因素

（1）遗传因素　国内外报道普遍认为糖尿病有遗传易感性，表现为糖尿病有明显的家族、种族聚集现象。有糖尿病家族史者的患病率比无糖尿病家族史者高。中国人2型糖尿病的遗传度为51.2%～73.8%，一般高于60%。2型糖尿病的发生既受遗传因素影响，又与环境因素有关，是二者长期相互作用的结果。关于遗传因素，一些家系调查和双生子研究表明，有家族史的人2型糖尿病患病率要高于没有家族史的人；同卵双生子的糖尿病的患病率高于异卵双生子，这说明2型糖尿病的发生受遗传因素的影响。家系研究亦显示糖尿病女性的后代发生糖尿病的危险性为2%～3%，而男性糖尿病的后代发生糖尿病的危险性为5%～6%。不同种族糖尿病发病率有一定差异，如美国的皮马印第安人发病率为世界首位，高达30%～50%，而美国白种人为6%～8%，且糖尿病的家族聚集性非常明显。但目前又找不到特定的遗传规律或易感基因，因此，它是一种在多个易感基因的遗传背景下由环境因素和生活方式的负荷而引起，其中，个人生活方式起主要作用。

（2）年龄　由于身体各组织老化，功能下降，胰岛素分泌不足，加之运动、饮食、健康问题积累等，糖尿病的发病率随着年龄增长而逐渐增加，40岁以上的糖尿病患者占总数的87%。

（3）早期营养　有人提出，子宫内营养不良可导致胎儿体重不足，进而导致后来的代谢障碍和增加发生IGT和2型糖尿病的危险。低体重新生儿较高体重新生儿在成长期更容易发生糖尿病，母亲营养不良或胎盘功能不良可以阻碍胎儿胰腺β细胞的发育。

2. 可改变因素

（1）膳食结构不合理　高能量饮食是明确肯定的2型糖尿病的重要膳食危险因素。长期摄入高糖、高脂肪、高能量的膳食以及长期过量进食，均可增加糖尿病的危险性。不良饮食结构和饮食习惯一直被认为与糖尿病发生有关，特别是嗜甜食或摄取精致淀粉、高脂肪、高热量和高蛋白和缺乏膳食纤维，不但容易引起肥胖，而且已被公认为是该病的独立危险因素。

（2）缺乏体力活动　都市化、自动化等现代生活方式与工作方式，尤其是计算机、电视和汽车普及，使人群的体力活动减少，肥胖增加，患糖尿病的危险性也越来越大。许多研究发现缺少体力活动是引起胰岛素抵抗（敏感性降低）的主要因素，这些因素又进一步增加胰岛素分泌的负担，可增加糖尿病发病的危险。

（3）超重与肥胖　肥胖是2型糖尿病最重要的危险因素之一。大量的横断面研究和纵向研究都表明体质指数（BMI）与发生2型糖尿病的危险性呈正相关关系，在不同性别和不同种族间均保持一致性。糖尿病的发病率还与肥胖类型有关，向心性肥胖者易患糖尿病，腰臀比大者发病率较高。

（4）病毒感染　病毒一直被认为是有可能引发糖尿病的启动因子，病毒感染后主要造成自身免疫性胰岛β细胞损害，从而引起糖尿病。研究证明，与1型糖尿病发病有关的病毒主要有柯萨奇病毒、腮腺炎病毒、风疹病毒、巨细胞病毒、腺病毒及脑炎心肌炎病毒等。

（5）糖耐量减低　糖耐量减低（IGT）是指血糖水平介于正常血糖值与糖尿病血糖值之间的一种中

间状态。目前已公认 IGT 者是 2 型糖尿病的高危人群。IGT 患病率高的人群，糖尿病患病率一般也高。研究发现，IGT 在诊断后 5 ~ 10 年进行复查时，大约有 1/3 的人发展为糖尿病，1/3 转化为血糖正常，1/3 仍维持 IGT 状态。

（6）胰岛素抵抗　胰岛素抵抗是指机体对一定量的胰岛素的生物学反应低于预期正常水平的一种现象，常伴有高胰岛素血症。空腹胰岛素水平高的人更易发展为 IGT 或 2 型糖尿病。肥胖者发展成 2 型糖尿病前，先出现胰岛素抵抗。

（7）社会经济状况　糖尿病和社会经济状况存在密切的关系。富裕国家的糖尿病患病率高于发展中国家。即使在不发达国家，富人的糖尿病患病率也明显高于穷人。我国的调查也发现，糖尿病的患病率随经济收入增加而增加，并且，经济收入越高、文化程度越低者发生糖尿病的危险性越大。

（8）其他　吸烟、饮酒也被认为与糖尿病的发生有一定关系。自身免疫缺陷、妊娠、高血压、高血脂、精神紧张等可能是糖尿病的条件病因。

（三）糖尿病的管理

糖尿病是 21 世纪全球面临的重大公共卫生问题，一旦发病，就是终生疾病。所谓"治愈"，不是真正的治愈，只是依靠生活调节、饮食控制、药物治疗，才能使血糖下降到正常水平，其中，2 型糖尿病是可以通过矫正生活方式而预防、改善的疾病。因此，糖尿病的防治工作十分重要，应从健康生活方式入手，做好三级预防工作。糖尿病的有效控制应包括旨在纠正可控制的糖尿病危险因素、预防糖尿病的发生、减少糖尿病发病率的一级预防，以早发现、早诊断和早治疗为主要内容的二级预防以及减少糖尿病并发症的三级预防。

1. 一级预防　在糖尿病患者中，90% 以上的 2 型糖尿病是可以预防的。一级预防旨在从糖尿病的危险因素入手，预防或减少糖尿病的发生。针对一般人群，加强宣传糖尿病知识，提高人群对糖尿病及其危害性的认识。提倡健康的生活方式，加强体育锻炼和体力活动。定期体检，一旦发现有糖耐量异常或空腹血糖异常，及早实施干预。针对高危人群，开展糖尿病教育，强调调节体重至正常的重要性，注意蛋白质、脂肪和碳水化合物摄入的比例，多吃蔬菜水果，防止能量的过度摄入，避免肥胖。宣传情绪和心理状态与糖尿病的关系以及糖尿病的各种危险因素等，使人们认识到糖尿病是终身疾病，难以治愈，预防的效果大于治疗。加强随访和复查，以期达到防止和延缓患病的目的。

2. 二级预防　二级预防的目的是从流行病学调查入手，针对糖尿病高危人群和个体，通过筛查尽早发现无症状的糖尿病患者，重点做好早发现、早诊断和早治疗，提倡把早期识别 1 型、2 型糖尿病，把早诊、早治建立在其病程发展的"糖尿病前期"阶段，大力开展群防群治糖尿病活动，以达到预防糖尿病或减少糖尿病并发症的发生和进展。

3. 三级预防　针对已经确诊的糖尿病患者采取各种综合措施，预防和延缓各种糖尿病慢性并发症及其导致的残疾。通过健康教育提高患者对糖尿病的认识、采取合理的治疗手段。进行血糖的自我监测，通过规范的药物治疗、饮食治疗和体育锻炼，控制血糖稳定，预防并发症的发生。总原则是：在无并发症阶段，以控制达标，预防并发症发生为目标；处于并发症初期可逆阶段时，积极给予治疗，力争使病变尽早逆转；如已处于不可逆阶段，则应积极去除加重因子，延缓或阻止并发症的进展和恶化，争取较长期维持其残余功能，提高生命质量。

（四）糖尿病的护理

1. 生活方式指导　科学的生活方式能控制并降低糖尿病的危险因素。指导人群合理膳食、定期监测体重并使体重长期维持在正常水平、参加适当的体育锻炼、改变不良的生活方式。

（1）饮食指导　科学合理的营养与膳食指导是糖尿病预防及健康管理的一项基本措施，无论糖尿病的类型、病情轻重，也不论是否采用药物治疗，都必须长期严格执行饮食控制。忌食葡萄糖、蜜糖及其制品，忌食动物脂肪，少食胆固醇含量高的食品，如动物内脏、蛋黄等，胆固醇摄入量低于每日300mg。主食尽量选用粗制米面、杂粮，膳食纤维含量应不少于40g，这些食物能缓慢释放能量，从而避免餐后血糖急剧升高，多食新鲜蔬菜，适量进食水果和甜食。营养与膳食指导应遵循控制总能量、控制三大物质的供能比例与三餐能量分配、低盐、限酒、增加富含膳食纤维的食物等原则，尽可能选择多类别的食物，以争取全面均衡的营养。

（2）减肥　超重与肥胖是糖尿病最重要的危险因素。国内外各种大型研究都证明，超重和肥胖人群糖尿病发病风险高于一般人群，而且，糖尿病的相对危险性随肥胖的程度而增长，呈明显的正相关关系，尤其是中心性肥胖更容易引起胰岛素抵抗以及代谢紊乱，被认为是代谢综合征的基础病变，因此，控制体重是糖尿病预防及健康管理的关键。

（3）运动指导　运动治疗是糖尿病治疗的另一项基本措施。适当的运动可以消耗血糖、减少体内脂肪蓄积，增加全身肌肉组织和肝脏对胰岛素的敏感性，改善机体总的代谢功能，对控制血糖有诸多益处。社区护士及家属应鼓励患者坚持运动，可以选择散步、快走、慢跑、打太极拳等中低强度的运动方式，运动不拘泥形式，任何引起体力消耗的活动均有健康效应。运动可选择在餐后1小时进行，每日30分钟以上，同时指导患者注意运动安全、定时定量运动，避免发生低血糖。糖尿病患者运动治疗的原则是适量、经常性和个性化。

2. 家庭用药指导　糖尿病患者药物治疗包括口服降糖药物治疗和胰岛素治疗。

（1）口服降糖药物　口服降糖药物治疗主要用于2型糖尿病患者，或1型糖病患者由于肥胖等存在胰岛素抵抗的情况。社区护士应指导患者按时按剂量服药，不可随意增加或减量，同时熟悉药物可能引起的不良反应，并做好应对；指导患者及家属监测血糖、尿糖、尿量和体重的变化，评价药物疗效。

（2）胰岛素治疗　糖尿病患者在接受胰岛素治疗后，应向患者讲解胰岛素注射的部位、方法和时间，胰岛素的不良反应与预防及使用注意事项。胰岛素注射通常采用皮下注射法，常用的注射部位有腹部、上臂外侧、大腿外侧、臀部，长期注射者应经常更换注射部位，预防注射部位产生硬结。抽吸及注射药液时，要注意无菌操作，普通胰岛素和中、长效胰岛素同时注射时，先抽取普通胰岛素，再抽取中、长效胰岛素，然后混匀。普通胰岛素于饭前30分钟注射，长效胰岛素于饭前1小时注射。注射胰岛素后要注意观察与预防低血糖反应。预防低血糖反应的关键是确保胰岛素的有效使用剂量和时间、定时定量进食及适量运动。

3. 血糖监测指导　糖尿病患者进行血糖的自我监测与定期复查，有助于及时了解血糖控制情况，为药物治疗和非药物治疗的调整提供依据；也有助于早期发现糖尿病急慢性并发症，早期治疗，减少因并发症而导致的严重后果。自我监测血糖或尿糖注意：①监测时间，餐前、餐后两小时、临睡前。②监测频率，血糖控制良好或稳定的患者应每周监测一天或两天，血糖控制差或不稳定的患者或患其他急性病者应每天监测直到血糖得到控制。③尿糖监测，如果不能实行血糖监测，也可用尿糖监测替代，可起到一定的警示作用。监测尿糖的控制目标是阴性，但是因肾糖阈的提高可出现"假阴性"，目前不主张用尿糖监测。

4. 皮肤护理指导　保持皮肤清洁，加强个人清洁卫生，经常用中性肥皂和温水洗澡，避免用碱性肥皂。出汗后及时用温水擦干汗渍或更换内衣，应随时保持皮肤干燥。尽量避免皮肤受伤和感染，避免接触坚硬的物品；避免皮肤抓伤、刺伤和其他伤害；观察皮肤有无发红、肿胀、发热、疼痛等感染迹象，皮肤受伤或出现感染立即就医治疗。

5. 足部护理指导　糖尿病患者常因疏于双足的治疗及护理，会导致糖尿病足的发生，严重者可能会将下肢部分或整个截肢，甚至会有生命危险。因此，社区护士要指导糖尿病患者识别感觉缺失和循环不足的体征，增强糖尿病足的预防意识并督促实施，避免足部损伤，加强足部伤口护理。

（1）糖尿病足的预防　应做到以下几点：①每日自我检查双足有无皮肤破损、裂口、水疱、小伤口、红肿、鸡眼、脚癣等，如果有鸡眼，不可自行处理，以免诱发感染。尤其要注意足趾之间有无红肿、皮肤温度是否过冷或过热、足趾间有无变形，触摸足部动脉搏动是否正常，如发现减弱或消失，应立即就诊。②养成每天洗脚的良好习惯，水温不宜太冷或太热（水温＜40℃），洗脚前一定要用手或者水温计试水温；洗净后，用柔软、吸水性强的干毛巾轻轻擦干足部，尤其是足趾间，并可在趾间撒些爽身粉等以保持趾间干燥，切莫用力以免擦破皮肤。冬季足部易干裂，可用润肤霜均匀涂擦在脚的表面。洗完脚后切记不要使用热水袋、电热取暖器或直接烤火取暖，以免脚部被烫伤。③选择合适的鞋袜，鞋子的大小要合适，要保证鞋较足略宽、透气且有一定的抗击外力的作用；穿新鞋的第一天不超过30分钟，检查足部有无挤压或摩擦处才能穿用；鞋带不应系得过紧，连续走路超过30分钟或锻炼后均应脱鞋清理，感觉不舒服时及时换拖鞋。穿鞋前检查鞋的内面，以防粗边、缝线、裂痕等摩擦引发足溃疡；袜子应松软合脚、透气性好、吸水性强，袜子要每天更换，保持足部清洁；不可穿破袜，因破口可能套住脚趾或经缝补的袜子高低不平，既不舒服又影响血液循环。④每天足部反复运动约1小时，年老体弱者由他人协助完成。

（2）糖尿病足的护理　①减轻或解除体重对足部的压力，是促进溃疡愈合最关键的一步。②合理使用抗生素，对糖尿病足溃疡分泌物进行细菌培养和药敏实验，应用敏感药物进行静脉和局部用药，以最短的时间控制感染，促进溃疡的愈合。

👁 **看一看** ━━

糖尿病足（DF）：WHO将糖尿病足定义为与下肢远端神经异常和不同程度的周围血管病变相关的足部（踝关节或踝关节以下）感染、溃疡和（或）深层组织破坏。其主要临床表现为足部溃疡与坏疽，是糖尿病患者致残的主要原因之一。常见的诱因有：趾间或足部皮肤瘙痒而搔抓致皮肤溃破、水疱破裂、烫伤、碰撞伤、修脚损伤及新鞋磨破伤等。自觉症状有：冷感、酸麻、疼痛、间歇性跛行。由于神经营养不良和外伤的共同作用，可引起营养不良性关节炎，好发于足部和下肢各关节，受累关节有广泛骨质破坏和畸形。

根据病因，可将糖尿病足溃疡和坏疽分为神经性、缺血性和混合性3类。常用的分级方法为Wagner分级法：0级为有发生足溃疡的危险因素，目前无溃疡；1级为表面溃疡，临床上无感染；2级为较深的溃疡，常有软组织炎，无脓肿或骨的感染；3级为深度感染，伴有骨组织病变或脓肿；4级为局限性坏疽；5级为全足坏疽。

━━━

6. 急性并发症的处理

（1）低血糖　低血糖是糖尿病治疗过程中常见的并发症，轻度低血糖时可出现心慌、手抖、饥饿、头晕、出冷汗等表现。严重时可出现抽搐、意识障碍甚至昏迷。预防低血糖应注意以下几点：药物治疗逐渐加量，谨慎进行调整；定时、定量进食；在体力活动前监测血糖，必要时吃一些糖类食物；不饮酒过量。如出现低血糖症状，轻者可口服果汁、糖水或吃一些糖果、点心等治疗。重症或无法口服者应立即送医院治疗。

（2）糖尿病酮症酸中毒　酮症酸中毒按其程度可分为轻度、中度及重度3种情况。轻度实际上是指单纯酮症，并无酸中毒；有轻、中度酸中毒者可列为中度；重度则是指酮症酸中毒伴有昏迷者，或虽无昏迷但二氧化碳结合力低于10mmol/L，后者很容易进入昏迷状态。怀疑糖尿病酮症酸中毒患者应立即检测血糖、尿酮体，呼叫急救中心，及时转送患者。

练一练

答案解析

秦先生，68 岁，2 型糖尿病 12 年。一直采用饮食治疗和口服降糖药治疗，病情控制良好。近 4 个月因血糖反复升高住院，护理评估时发现患者经常在夜间自行加餐。此时护理人员应

A. 建议医师增加降血糖药物　　　　　B. 加强健康教育

C. 进行心理疏导　　　　　　　　　　D. 让患者多休息

E. 给患者增加每餐食量

护爱生命

2006 年底联合国通过决议，从 2007 年起将"世界糖尿病日"更名为"联合国糖尿病日"，将专家、学术行为上升为各国的政府行为，促使各国政府和社会各界加强对糖尿病的控制，减少糖尿病的危害。确定联合国糖尿病日的意义在于要使世界所有国家加强对糖尿病的宣传教育、防治和监测，提高对糖尿病的认识，更加关心糖尿病患者的工作与生活，加强对糖尿病预防措施、治疗手段的研究，更好地为人类健康服务。

通过世界糖尿病日纪念活动，让更多的人了解糖尿病的危害，改善生活中的不良行为，提高自身和家人的预防意识，控制和延缓糖尿病的发生。我们要明确糖尿病的预防与治疗应做到：①防治糖尿病，从儿童和青少年做起。②运动健身、避免肥胖，减少糖尿病危害。③全社会共同努力，预防尿病。最终做到"远离糖尿病，健康新生活"。

联合国糖尿病日的标志是一个蓝环——糖尿病的世界性的象征，它已成为联合抗击糖尿病宣传运动的一部分。这个蓝色圆圈标志的意义是非常积极的。对于有不同文化传统的国家这个圆圈都象征着生命和健康。蓝色反映了所有国家共同拥有的天空并且它也是联合国国旗的颜色。

让我们行动起来，从改善自己的生活方式做起，努力预防和控制糖尿病。

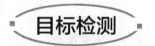

答案解析

单项选择题

1. 下列关于慢性非传染性疾病的描述错误的是

　　A. 常见病、多发病　　　　　　　　B. 潜伏时间长，发病隐匿

　　C. 一旦发病多数不能自愈　　　　　D. 患病后都能够治愈

　　E. 多与不良的行为生活方式有关

2. 不是心脑血管疾病、糖尿病、肿瘤、呼吸道疾病的共同危险因素的是

　　A. 吸烟　　　　B. 饮酒　　　　C. 肥胖　　　　D. 营养　　　　E. 静坐的生活方式

3. 1999 年中国高血压联盟将理想血压定为

　　A. 130/90mmHg

　　B. 140/90mmHg

　　C. 收缩压 <120mmHg 和舒张压 <80mmHg

　　D. 120/80mmHg

　　E. 130/90mmHg

4. 患者近期出现头晕、乏力，连续3天高血压（140~150）/（95~96）mmHg，患者的血压属于

    A. 正常值   B. 正常高值   C. 1级高血压   D. 2级高血压   E. 3级高血压

5. 患者初诊为高血压，目前血压维持在145/85mmHg，护士在评估中发现患者喜好下列食物。护士应指出，其中不利于控制高血压的食物是

    A. 咸菜   B. 鲫鱼   C. 瘦肉   D. 河虾   E. 竹笋

6. 糖尿病患者饮食指导不正确的是

    A. 忌食葡萄糖、蜜糖及其制品

    B. 多食新鲜蔬菜，适量进食水果和甜食

    C. 主食尽量选用粗制米面、杂粮

    D. 忌食动物脂肪

    E. 不需要长期严格执行饮食控制

7. 下列哪项不是低血糖反应的表现

    A. 饥饿感   B. 高热   C. 心悸   D. 软弱，出汗   E. 面色苍白

8. 在规定的热卡进食后，糖尿病患者仍感饥饿者可

    A. 酌增热卡   B. 添食饼干   C. 增食蔬菜   D. 补加面食   E. 增加蛋制品

9. 治疗糖尿病时，胰岛素制剂的最常用方式是

    A. 皮内注射   B. 皮下注射   C. 肌内注射   D. 静脉注射   E. 口服胶囊

10. 每个糖尿病患者必需的治疗是

    A. 胰岛素治疗   B. 胰岛素 + 降糖药

    C. 饮食治疗   D. 饮食疗法 + 降糖药

    E. 胰岛素 + 饮食治疗

（王锐瑞）

书网融合……

重点回顾   微课   习题

第九章　流行病学与社区传染病的预防与管理

<table>
<tr>
<td rowspan="1">学习目标</td>
<td>

知识目标：

1. 掌握　流行病学相关概念；法定传染病类型和报告管理要求。

2. 熟悉　疾病频率常用的测量指标；常见传染病的社区护理与管理。

3. 了解　传染病概念及流行特征；社区护理服务中常用流行病学方法。

技能目标：

能运用适当的流行病学指标评价社区的健康状况。

能正确评价社区人群的健康水平，发现相关健康问题。

能帮助社区人群提高对传染病的认识，并对传染病患者进行有效管理。

素质目标：

对传染病管理具有预防为主的职业意识。
</td>
</tr>
</table>

导学情景

情景描述：某社区卫生服务中心的李医生接诊了一名当地某高校学生，该患者近 1 个月来咳嗽、咳痰、伴低热、呼吸困难、盗汗、乏力，最近几日发现痰中带血而就诊。患者既往体健，无不良嗜好。患者胸部 X 线检查表现为右上肺有边缘模糊不清的斑片状阴影。

情景分析：结合临床表现及 X 线检查，初步诊断为肺结核。

讨论：作为基层社区卫生服务机构发现传染病病例或疑似病例应该如何处理？

学前导语：患者缺乏对肺结核的认识，应对患者进行结核病知识的健康教育和宣传，嘱患者及时接受全面治疗，增强自我保护意识和能力。然后填写传染病报告卡并及时上报信息，同时做好社区肺结核患者的有效管理。

流行病学是一种方法学，可用于评定社区人群的健康水平，指导社区疾病（尤其是慢性病及传染病）的管理。随着医学的进步，虽然很多传染病的发生得到控制，但就全球来讲，部分地区依然会受到新的传染病或者原有传染病流行或暴发的威胁。本章介绍的内容，有助于社区护士掌握社区疾病的流行病学特征，采取针对性的措施防治社区传染病。

第一节　流行病学在社区护理中的应用

PPT

流行病学是人类在与多种流行性疾病，特别是传染病做斗争的实践中逐渐形成和发展起来的。它是现代医学领域中的一门基础学科，作为方法学而广泛应用于众多医学领域中，对现代医学的发展起着重要作用。

一、概述

(一) 定义

流行病学是研究人类疾病频率分布及其决定因素的科学。我国学者在多年实践的基础上，提炼出来的流行病学定义为："流行病学是研究疾病和健康状态在人群中的分布及其影响因素，以及制定和评价预防、控制和消灭疾病及促进健康的策略与措施的科学"。

该定义的基本内涵有4点：①研究对象是人群；②研究内容包括健康状态和各种疾病状态；③重点是研究疾病和健康状态的分布及其影响因素；④最终目的是为控制和消灭疾病及促进健康提供科学的决策依据。

(二) 相关概念

1. 描述疾病流行强度的术语　疾病流行的强度是指某病在某地区某人群中一定时期内的发病数量多少，以及各病例之间的联系程度。描述疾病流行强度的术语有散发、流行和暴发。

(1) 散发　指某病在某地区人群中呈历年的一般发病率水平，病例在人群中散在出现，病例之间无明显联系。散发用于描述较大范围（如区、县以上）人群的某病流行强度。确定是否散发，一般与同一地区、同一疾病前三年的发病率水平作比较，如当年的一般发病率未超过历年一般发病率水平时为散发。

(2) 流行　指某地区、某病在某时间的发病率显著超过历年该病的散发发病率水平。流行与散发是相对比较的流行强度的指标，只能用于同一种疾病在同一个地区不同时间的历年发病率之间的比较。有时某病的流行在短期内迅速越过省界，波及全国甚至跨越国界、洲界而形成世界大流行，如流感、霍乱就曾多次形成世界性大流行。

(3) 暴发　指在一个局部地区或集体单位的人群中，短时间内突然出现许多临床症状相似的患者。暴发的原因主要是有共同的传播途径或者传染源。大多数患者的症状出现在该病的最长潜伏期内，如集体食堂的食物中毒、幼托机构的麻疹暴发等。

2. 描述疾病地区分布的术语

(1) 地方性　由于自然环境和社会因素的影响，一些疾病包括传染病和非传染病常在某一地区呈现发病率增高或只在该地区存在，这种状况称为疾病的地方性。地方性疾病主要分三类：与自然条件有关的自然地方性疾病、在某地长期存在的人兽共患传染病等自然疫源性疾病和与自然条件无关但与社会风俗习惯和卫生条件等有关的统计地方性疾病。

(2) 地方病　也称地方性疾病，是指局限于某些特定地区发生或流行的疾病，或是在某些特定地区经常发生并长期相对稳定的疾病。

(3) 外来性或输入性　凡本国或本地区不存在或已经消灭的疾病，从国外或外地传入时，称外来性或输入性疾病。如2016年2月9日我国确诊的第一例寨卡病毒感染是由国外传入的，属于输入性疾病。

3. 描述疾病时间分布的术语

(1) 短期波动　又称暴发或时点流行，如食物中毒的暴发，其潜伏期短，短时间内达到高峰。

(2) 季节性　指疾病在一定季节内发病频率升高的现象。包括严格的季节性；季节性升高，如冬春季节的呼吸道传染病；无季节性，如梅毒等情况。

(3) 周期性　指疾病的流行具有规律性的时间间隔。多见于人口密集、交通拥挤的大中城市。

(4) 长期趋势　又称长期变异，是对疾病发病率、死亡率及表现进行连续数年的动态观察。

二、社区护理服务中常用流行病学方法

社区常用的流行病学方法主要有描述性研究、分析性研究、实验性研究、理论性研究。

（一）描述性研究

描述性研究是流行病学调查的第一步。将已有资料或专项调查所得的资料，按照不同地区、时间及人群分布特征分组，真实地展示疾病或健康状态的分布状况。主要包括横断面研究和筛查两种。

1. 横断面研究 又称现况研究，是在特定时间内对确定人群中的所有个体或其代表性的样本进行调研。客观地反映某一时点的疾病分布及人群中某些特征与疾病之间的联系。

2. 筛查 是指通过快速的检验、检查或其他措施从普通人群中筛查出可能患有某种疾病患者的过程。筛查试验仅是初步检查，对筛查试验阳性和可疑阳性的人，必须进一步确诊检查。

（二）分析性研究

描述性研究提出病因假设后，需要应用分析性研究进一步验证假设。分析性研究是探索导致疾病或健康问题在人群中分布存在差异的原因或影响因素的方法。最常用的是队列研究和病例对照研究两种。

1. 队列研究 又称前瞻性研究或随访研究，是将研究对象按暴露因素的有无或暴露程度分为若干组，追踪观察一定时间，比较各组研究对象某病发病率或死亡率有无差别以及差别的大小，从而判断暴露因素与疾病有无关联的一种研究方法。如对基线特征相似的人群按照不同的吸烟量分为几组，追踪观察 1 年、5 年、10 年后该人群的肿瘤、呼吸道疾病等的发病率或死亡率的差异大小。

2. 病例对照研究 又称回顾性研究，是从研究人群中选择一定数量的某病患者作为病例组，在同一人群中选择一定数量的非某病患者作为对照组，比较这两组人群既往某些暴露因素出现的频率，并分析这些因素与疾病的联系。应当注意的是病例对照研究的结果只能证明是否有相关关系，而不能得出具有因果关系的结论。

（三）实验性研究

又称干预研究，主要用于验证研究假设和考核干预措施效果。首先将研究对象随机分为实验组和对照组，然后向实验组施加某种干预措施，而对照组则采用空白对照或给予标准化的干预措施，之后随访比较两组人群的结局，如发病率、死亡率、治愈率等，对比分析两组的效应差别，判断干预措施是否有效。

（四）理论性研究

又称理论流行病学或数学流行病学，是在流行病调查分析所得资料的基础上，用数学表达式定量地阐述流行过程的特征，模拟流行过程，并按实际的流行过程进行检验和修正，从而建立流行过程的理论。同时，应用流行过程的数学模型在计算机上预测各种可能发生的流行趋势，提出各种防治措施并加以筛选，从而推动防治理论的研究。

三、社区健康水平测定

社区健康水平主要由描述人群健康及疾病分布特征的指标，尤其是疾病频率常用的测量指标来反映。正确描述社区内疾病的分布，有助于认识疾病的群体现象、分布规律及其影响因素，从而为临床诊断和治疗提供依据，为进一步探讨病因提供线索，并有助于政府确定卫生服务的工作重点，为合理制定疾病防治、保健策略和措施提供科学依据。因此，社区护士应了解相应的统计方法，尤其应熟知各项生命统计指标的含义及用法，以便在社区护理工作中，用这些指标来反映社区的健康水平和卫生

服务的水平。

（一）社区健康水平测定所需的资料来源

除了掌握如何计算各种统计数据以外，社区护士还应该熟知相关流行病学资料的来源及其获取途径。目前流行病学资料主要源于三类：常规资料、工作记录和流行病学调查。

1. 常规资料　常规资料包括各级卫生及行政部门提供的常规报表，如卫生防疫机构提供的儿童基础疫苗接种、传染病发病、疾病监测统计报表，妇幼保健机构提供的婴儿、儿童、孕产妇死亡报表等，均可应用于社区的健康水平测定及相应的研究中。

2. 工作记录　医院、社区、卫生部门和医疗保险机构的保险记录可以提供疾病发病率和患病率的相关信息。社区人群健康档案也是了解社区居民健康状态的最佳素材。有些地方建立的疾病和死亡监测点也收纳了该地某种特定疾病的所有病例资料。此外，也可以从厂矿企业的人事部门获得职员的职业暴露情况。

3. 流行病学调查　既往的流行病学调查（如疾病的普查和筛查、卫生服务调查、开展卫生保健前的基线调查等）可以提供有关社区居民的健康状态、行为和疾病等情况。另外，也可以在执行特定的调查研究中获得准确可靠的第一手资料。

（二）疾病频率常用的测量指标

1. 发病指标

（1）**发病率**　是指一定时期内，特定人群中某病新病例出现的频率。计算公式为：

$$发病率 = \frac{一定时期内人群中发生某病的新病例数}{同期暴露人数} \times k$$

$$k = 100\%，1000‰ 或 100000/10 万$$

计算发病率时可根据研究的病种及研究问题的特点来选择时间单位，一般多以年为时间单位。

（2）**罹患率**　是发病率的特殊类型，其特点是在某一局限范围，某一短时间内发生新病例的频率。适用于局部地区疾病暴发和流行情况的统计。多用于描述食物中毒、职业中毒及传染病的暴发流行。计算公式为：

$$罹患率 = \frac{观察期间某病新病例数}{同期内受威胁（暴露）人数} \times k$$

$$k = 100\%，1000‰$$

（3）**患病率**　亦称现患率或流行率，是指在特定时期内，一定人群中某病新旧病例数所占的比例。计算公式为：

$$患病率 = \frac{特定时间内某人群中发生某病新旧病例数}{同期观察人口数} \times k$$

$$k = 100\%，1000‰，10000/万，100000/10 万$$

（4）**感染率**　是指在受检查的人群中某病现有感染的人数所占的比率，通常用百分率表示。

$$感染率 = \frac{受检者中阳性人数}{受检人数} \times 100\%$$

（5）**续发率**　也称家庭二代发病率，指在一定观察期内某种传染病在家庭易感接触者中二代病例的百分率。计算公式为：

$$续发率 = \frac{易感接触者中的续发病例数}{易感染接触人数} \times 100\%$$

2. 死亡指标

（1）**死亡率**　是指在一定的时期（一般为 1 年）内死亡人数占同期平均人口数的比例。计算公式为：

$$死亡率 = \frac{一定时期的总死亡人数}{同期平均人口数} \times k$$

$$k = 1000‰，100000/10\ 万$$

死亡率可以按不同年龄、性别、职业、病种、地区、种族等分别计算死亡专率。中国卫生统计年鉴中常用的死亡专率指标包括孕产妇死亡率、婴儿死亡率、围产儿死亡率、新生儿死亡率等，这些指标均是反映社会经济及卫生状况的敏感指标，不受人口构成的影响，不同的国家和地区可直接进行比较。

①孕产妇死亡率　指年内每 10 万名孕产妇的死亡人数。孕产妇死亡指从妊娠期至产后 42 天内，由于任何妊娠或与妊娠处理有关的原因导致的死亡，但不包括意外原因死亡者。按国际通用计算方法，"孕产妇总数"以"活产数"代替计算。

②围产儿死亡率　指孕满 28 周或出生体重≥1000 克的胎儿（含死胎、死产）至产后 7 天内新生儿死亡数与活产数（孕产妇）之比，一般以"‰"表示。

③新生儿死亡率　指年内新生儿死亡数与活产数之比，一般以"‰"表示。新生儿死亡指出生至 28 天以内（即 0～27 天）死亡人数。

④婴儿死亡率　指年内一定地区未满 1 岁婴儿死亡人数与同年出生的活产数之比，一般以"‰"表示。

（2）病死率　表示一定时期内，患某病的全部患者中因该病而死亡的病例。计算公式为：

$$病死率 = \frac{一定时期内因某病死亡人数}{同期确诊的某病病例数} \times 100\%$$

（3）生存率　是指患某种疾病的人（或接受某种治疗措施的患者）经 n 年的随访，到随访结束时仍存活的病例数占观察病例总数的比例。计算公式为：

$$n\ 年生存率 = \frac{随访满\ n\ 年尚存活的病例数}{随访满\ n\ 年的病例数} \times 100\%$$

✖️ 练一练

某社区人口数为 30000 人，2015 年筛查发现共有脑卒中患者 250 人，该年内有 5 位脑卒中患者死亡。那么该社区脑卒中的病死率是

A. 2.89/万 　　　　　　　　B. 0.83%

C. 1.67/万 　　　　　　　　D. 2%

E. 1.65/万

答案解析

PPT

第二节　常见传染病的社区护理与管理

历史上传染病曾猖獗流行，严重危害人类的生命和健康。中华人民共和国成立以来，我国传染病的预防和控制取得了巨大成就。但是随着经济的发展，人们交往与流动的日益频繁，再加上部分人群的免疫力低下，传染病的传播流行仍然是我国城乡居民健康所面临的一个十分严重的公共卫生问题，如结核病、病毒性肝炎的发病率仍居高不下，艾滋病的蔓延速度不断加快，还有 2009 年以来，人感染高致病性禽流感的大范围流行，2020 年以来的新型冠状病毒感染的大流行等，人类正面临着新老传染病的双重威胁。因此，传染病的防治仍是我国社区卫生服务的一项重要工作。

一、概念及流行特征

（一）传染病的概念

传染病是由病原微生物（细菌、病毒、衣原体、立克次体、支原体、螺旋体、真菌等）和寄生虫（原虫、蠕虫等）感染人体后产生的具有传染性的疾病。

（二）传染病的流行特征

传染病的流行过程是指传染病在人群中发生、发展和转归的过程。传染源、传播途径和易感人群是传染病流行过程必须具备的三个基本环节。传染病与其他疾病的主要区别在于具有下列四个基本特征：①有病原体，每一种传染病都是由于特异性的病原体引起的，包括微生物和寄生虫，以细菌和病毒最常见。②有传染性，有传染性是传染病与其他感染性疾病最主要的区别。③有流行病学特征，具有流行性、季节性、地方性和周期性。④有感染后免疫，人体感染病原体后，无论是显性还是隐性感染，都能产生针对病原体及其产物（如毒素）的特异性免疫。

二、传染病的社区管理 📱微课

（一）传染病的报告制度

严格遵守传染病报告制度是早期发现传染病的重要措施。社区护士要严格执行传染病报告制度，及时按规定程序向卫生行政部门指定的卫生防疫机构报告疫情，并做好疫情登记。

1. 法定传染病类型 我国法定传染病报告的病种分甲、乙、丙三类。

（1）甲类传染病（强制管理传染病） 如鼠疫、霍乱。

（2）乙类传染病（严格管理传染病） 如新型冠状病毒肺炎、传染性非典型肺炎、艾滋病、病毒性肝炎、脊髓灰质炎、人感染高致病性禽流感、麻疹、流行性出血热、狂犬病、流行性乙型脑炎、登革热、炭疽、细菌性和阿米巴性痢疾、肺结核、伤寒和副伤寒、流行性脑脊髓膜炎、百日咳、白喉、新生儿破伤风、猩红热、布鲁菌病、淋病、梅毒、钩端螺旋体病、血吸虫病、疟疾。

（3）丙类传染病（监测管理传染病） 流行性感冒、流行性腮腺炎、风疹、急性出血性结膜炎、麻风病、流行性和地方性斑疹伤寒、黑热病、棘球蚴病、丝虫病，除霍乱、细菌性和阿米巴性痢疾、伤寒和副伤寒以外的感染性腹泻病、手足口病。

对乙类传染病中传染性非典型肺炎、炭疽中的肺炭疽和人感染高致病性禽流感，采取甲类传染病的预防、控制措施。其他乙类传染病和突发原因不明的传染病需要采取本法所称甲类传染病的预防、控制措施的，由国务院卫生行政部门及时报经国务院批准后予以公布、实施。需要解除依照前款规定采取的甲类传染病预防、控制措施的，由国务院卫生行政部门报经国务院批准后予以公布。

降低感染冠状病毒的风险　　中国疾控中心交您如何做好新冠疫情社区防控　　中国疾控中心教您做好新冠肺炎个人防护

依据国家卫健委《新型冠状病毒感染的肺炎纳入法定传染病管理》（2020 年第 1 号公告），新型冠状病毒感染的肺炎也将纳入法定传染病乙类管理，采取甲类传染病的预防、控制措施。

👁 **看一看**

冠状病毒

冠状病毒是一大类病毒，已知会引起疾病，患者表现从普通感冒到重症肺部感染不同，例如中东呼吸综合征（MERS）和传染性非典型肺炎（SARS）。新型冠状病毒（nCoV）是一种先前尚未在人类中发现的病毒，如此次的新型冠状病毒 2019 - nCov。个人要做好卫生防护，注意保持室内环境卫生和空气流通，尽量减少到空气不流通或人流密集的公众场合活动，如有发热、呼吸道感染症状，请及时到医疗机构就诊。

2. 传染病的报告管理要求 对甲类传染病和乙类传染病中严重急性呼吸道综合征、人感染高致病性禽流感、肺炭疽、脊髓灰质炎的患者，病原携带者或疑似患者，城镇应于 2 小时内、农村应于 6 小时内通过传染病疫情监测信息系统进行报告；对其他乙类传染病患者、疑似患者和伤寒、副伤寒、痢疾、梅毒、淋病、乙型肝炎、白喉、疟疾的病原携带者，城镇应于 6 小时内、农村应于 12 小时内通过传染病疫情监测信息系统进行报告；对丙类传染病和其他传染病，应当在 24 小时内通过传染病疫情监测信息系统进行报告。在疫情上报同时还要报出传染病报告卡。

（二）常见传染病的社区管理

传染病管理的主要防疫措施，就是针对传染病流行过程中各个环节的特点，做好管理传染源、切断传播途径和保护易感人群三方面的工作。

1. 肺结核的社区护理和管理 结核病（tuberculosis，TB）在 21 世纪依然是威胁人类健康的主要传染病，属于法定乙类传染病，是我国重点控制的传染病之一。虽然目前近二三十年发病率明显下降，但近年来发病率又出现上升的趋势。

（1）管理传染源 结核病的传染源是排菌患者，特别是活动性肺结核患者（痰涂片检查可以发现结核分枝杆菌）。主动寻找无症状患者。对肺结核患者进行登记，加强管理。社区医护人员应做好辖区内肺结核患者的定期随访、督导服药的工作，使其得到彻底、有效的治疗。

（2）切断传播途径 飞沫传播是肺结核传播的主要途径。社区卫生服务机构应定期对辖区内居民进行肺结核的健康教育和宣传。餐具用后煮沸消毒。咳嗽或打喷嚏时，应该尽可能转过头去，并用手或纸巾捂住口鼻。不要随地吐痰，将痰吐在纸上，连同擦拭口鼻分泌物的纸一起烧掉。室内要经常通风，减少病菌的数量。

（3）保护易感人群 社区卫生服务机构应根据国家免疫规划对社区内的适龄儿童开展卡介苗预防接种工作，使人体产生对结核菌的获得性免疫力。其接种对象是未受感染的新生儿、儿童及青少年。已受结核菌感染者（结核菌素试验阳性）已无必要接种。加强锻炼、增强体质也可提高非特异性免疫力。

2. 病毒性肝炎的社区护理和管理 病毒性肝炎（viral hepatitis）是由多种不同肝炎病毒引起的一组以肝脏损害为主的传染病。按其感染病毒种类的不同可以分为甲、乙、丙、丁、戊等类型。社区常见的是甲型肝炎和乙型肝炎。

（1）管理传染源 按病原学进行传染病报告，专册登记和统计。及时做好各类患者的隔离消毒工作。特殊行业（饮食、托幼、水源管理等）人员应定期体检，发现患者立即隔离治疗。献血员每次献血前应进行体检，肝功能异常、HBsAg（乙型肝炎表面抗原）或抗 - HCV（丙型肝炎抗体）阳性者不得献血。HBeAg（乙型肝炎 E 抗原）阳性的婴幼儿不应入托。

（2）切断传播途径

①甲型和戊型肝炎 把好"病从口入"关，重点是加强个人和环境卫生措施，如水源保护、饮水消毒、食品消毒及卫生、粪便无害化处理、饭前便后洗手等。

②乙型、丙型、丁型肝炎 重点在于防止血液及体液的传播。应加强消毒防范措施，提倡使用一次性医疗用品。实行一人一针一管，严格医疗器械消毒处理，加强血制品和献血员的管理，做好血制品 HBsAg 和抗 - HCV 检测，防止医源性传播。公共生活用品（公用茶具、穿刺和文身器具等）也应严格消毒，注意个人卫生，牙刷、剃须刀等洗漱用具要专用。

（3）保护易感人群　接种乙型肝炎疫苗是预防乙型肝炎感染的最有效方法。乙型肝炎疫苗的接种对象主要是新生儿，其次为婴幼儿和高危人群，如医务人员、经常接触血液的人员、托幼机构工作人员、器官移植患者等。乙型肝炎特异免疫球蛋白主要用于母婴传播的阻断，应与乙型肝炎疫苗联合使用；亦可用于意外事故的被动免疫。甲型肝炎疫苗主要用于幼儿、学龄前儿童及高危人群。人血丙种免疫球蛋白对甲型肝炎接触者具有一定程度的保护作用，主要适用于接触甲型肝炎患者的易感儿童。

3. 艾滋病的社区护理和管理　艾滋病，即获得性免疫缺陷综合征，是由人类免疫缺陷病毒引起的一种病死率极高的恶性传染病。目前还没有针对艾滋病病毒感染的治愈方法，但通过抗反转录病毒药物进行有效治疗，可控制艾滋病。

（1）管理传染源　健全艾滋病的监测网络，对新发现的患者及 HIV 感染者应依法报告疫情。定期开展对感染者和患者配偶以及高危行为人群的艾滋病检测咨询工作。患者应隔离治疗，HIV 感染者每半年左右到指定医院检查健康状况。采取血液体液隔离措施。

（2）切断传播途径

①加强艾滋病知识的宣传教育，科学宣传艾滋病的传播途径，尤其应加强性道德教育。控制 HIV 经性传播，洁身自爱，正确使用安全套，采取安全的性行为。

②加强血液及血制品管理，严禁 HIV 感染者捐献血液、器官、精液等。严格无菌操作，防止医源性感染。不吸毒，不共用针具。不借用或共用牙刷、剃须刀等个人用品。

③控制母婴传播，有效减少新生儿感染。

（3）保护易感人群　加强公共生活用品（穿刺、纹身器具等）的消毒。医疗机构应建立完善的制度与有效的隔离消毒措施，以保障医护人员的安全。对密切接触者给予具体医学指导，加强个人防护。密切接触者或怀疑接触艾滋病者要做病毒感染检查，定期（3 个月、6 个月及 1 年）进行血液检测。

？ 想一想

艾滋病是怎么传播的？拥抱、交谈、咳嗽、蚊虫叮咬可以传染艾滋病吗？

答案解析

4. 手足口病的社区护理和管理　手足口病（hand－foot－mouth disease，HFMD）是由多种人肠道病毒引起的一种儿童常见传染病，以柯萨奇 A 组 16 型（CV－A16）和肠道病毒 71 型（EV－A71）多见，5 岁以下儿童多发。手足口病常出现暴发或流行。手足口病只要早发现、早治疗，是完全可以治愈的。

（1）管理传染源　患儿应及时就医，并遵医嘱采取居家或住院方式进行治疗。患病期间密切关注患儿的病情变化，如发现神经系统、呼吸系统、循环系统等相关症状时，应立即送医院就诊。同时，要尽量避免与其他儿童接触。住院患者应在指定区域内接受治疗，防止与其他患儿发生交叉感染。管理时限为自患儿被发现起至症状消失后 1 周。乡镇卫生院/社区卫生服务中心、村卫生室/社区卫生服务站等负责本辖区居家治疗的手足口病患儿的随访工作，掌握居家治疗患儿的病情进展情况。

（2）重点人群及重点机构的护理和管理　人肠道病毒可经胃肠道（粪－口途径）传播，也可经呼吸道（飞沫、咳嗽、打喷嚏等）传播，亦可因接触患者口鼻分泌物、皮肤或黏膜疱疹液及被污染的手和物品等造成传播，因此要及时做好污染品的消毒和清洁工作。为降低人群手足口病的发病率，减少聚集性病例，避免医院感染，要做好以散居儿童为主的重点人群和以托幼机构、医疗机构为主的重点场所的预防控制工作。

①散居儿童的管理 1）看护人员勤洗手，用肥皂或洗手液给儿童洗手。2）婴幼儿尿布及时清洗、曝晒或消毒。常通风，勤晒衣被。3）充分清洗、消毒儿童使用的餐具。不要让儿童喝生水、吃生冷食物。4）本病流行期间不宜带儿童到人群聚集、空气流通差的公共场所；避免接触患病儿童。5）儿童发热、出疹等相关症状要及时到医疗机构就诊。6）居家治疗的患儿避免与其他儿童接触，以减少交叉感染；对患儿粪便及时进行消毒处理。

②托幼机构的管理 1）做好每日晨检工作；对患儿所用物品进行消毒处理。2）教育儿童养成良好的卫生习惯，老师自身保持良好个人卫生。3）教室和宿舍等场所保持良好通风；定期对玩具、儿童个人卫生用具（水杯、毛巾等）、餐具等物品进行清洗消毒。

③医疗机构的管理 1）加强预检分诊，设置专门诊室（台）接诊疑似病例。2）采取标准预防措施，严格执行手卫生。3）加强诊疗区域环境和物品的消毒。4）患儿的呼吸道分泌物和粪便及其污染的物品要进行消毒处理。

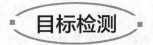

答案解析

单项选择题

1. 当某病在某地区的发病率显著超过该地区历年发病水平时，表示该病在该地区

    A. 散发　　　　B. 流行　　　　C. 高发　　　　D. 暴发　　　　E. 频发

2. 属于分析性研究的方法是

    A. 筛查　　　　B. 现况研究　　C. 队列研究　　D. 描述性研究　　E. 实验性研究

3. 某社区人口为20000人，2012年和2013年居民健康体检发现新增的糖尿病患者分别为86人和24人，2013年该社区糖尿病发病率是

    A. 12/万　　　B. 27.27/万　　C. 55/万　　　D. 43/万　　　E. 31/万

4. 下列属于甲类传染病的是

    A. 新冠病毒感染的肺炎　　　　　　　　B. 肺结核

    C. 艾滋病　　　　　　　　　　　　　　D. 鼠疫

    E. 手足口病

5. 肺结核的传染源主要来源于

    A. 排菌的肺结核患者　　　　　　　　　B. 病原携带者

    C. 隐性感染者　　　　　　　　　　　　D. 高危人群

    E. 肺内有空洞型病变的患者

（张欢欢）

书网融合……

重点回顾　　　　习题

第十章 社区康复护理

学习目标

知识目标：

1. 掌握 社区康复护理的概念、对象和工作内容。

2. 熟悉 社区康复护理的特点、服务原则。

3. 了解 社区康复服务的目标、网络管理。

技能目标：

能运用社区康复护理常用技术与方法为偏瘫患者、脊髓损伤患者、颈椎病与腰椎间盘突出患者提供康复护理。

素质目标：

具有良好的沟通能力和耐心，富有责任感的工作意识。

📖 导学情景

情景描述： 患者，男，65岁，突然右侧肢体不能活动，口角歪斜，恶心呕吐，神志逐渐不清，被家人紧急送入医院，血压170/90mmHg，心肺查体大致正常。

情景分析： 患者右侧肢体功能障碍，结合临床表现，初步诊断为脑血管意外。

讨论： 请问应为这位患者进行哪些康复护理措施？

学前导语： 脑血管意外的致残率高，严重影响患者和家庭的生活质量，社区康复护理技术在提高患者的生存质量、减轻家庭和社会负担中起到了重要的作用。

康复医学在提高患者的生活质量方面有重要作用，社区康复可满足社区常见伤、残、精神障碍者的各种需要，具备方便、可行、价格低廉，能让大多数残疾人和家庭主动参与的优点，已成为社区护理的主要工作内容之一。

第一节 概　述

PPT

一、康复和社区康复的概念

1. 康复 康复（rehabilitation）一词最早起源于拉丁语，有"重新获得能力"、恢复原来的良好状态和"复原"原来的地位、权利、身份、财产、名誉、健康及正常生活的含义。世界卫生组织对康复定义为："综合协调地应用各种措施，预防或减轻病、伤、残者身心、社会功能障碍，以达到和保持生理、感官、智力、精神和社会功能的最佳水平，使病、伤、残者能提高生存质量和重返社会"。

2. 康复医学 康复医学（rehabilitation medicine）是临床医学的一个重要分支。康复医学是促进病、伤、残者康复的医学，具有基础理论、评定方法及治疗技术的独特医学学科。它研究有关功能障碍的预防、评定和处理（治疗、训练）等问题，与保健、预防、治疗、康复、护理共同组成综合医学。

3. 社区康复 社区康复（community-based rehabilitation，CBR）是康复的重要途径之一。1994年

世界卫生组织、联合国教科文组织、国际劳工组织对社区康复的定义是："社区康复是社区发展计划中的一项康复策略，其目的是使所有的残疾人享有康复服务、实现机会均等、充分参与。社区康复的实施要依靠残疾人、残疾人亲友、残疾人所在的社区以及卫生、教育、劳动就业、社会保障等相关部门的共同努力。"随着社区服务的不断深入发展，社区康复的定义也在不断完善。随着社区康复实践的不断深入，我国对社区康复的定义是："社区康复是社区建设的重要组成部分，是在政府领导下，相关部门密切配合，社会力量广泛支持，残疾人及其亲友积极参与，采取社会化方式，使广大残疾人得到全面康复服务，以实现机会均等，充分参与社会生活的目标。"

二、社区康复管理体系

（一）社区康复服务的目标

1. 确保病、伤、残者能够得到身心康复　通过康复训练技术和规范使用辅助用具，使病、伤、残者能够最大限度地恢复日常生活活动能力，在生活中能够独立使用辅助用具（如拐杖、轮椅等），能够与他人沟通交流。

2. 确保病、伤、残者能够获得同等的服务与机会　依靠政府及社会力量，确保病、伤、残者能够与正常人一样享受入学、就业等各种社会服务与机会。

3. 确保病、伤、残者能够完全融入所在社区与社会中　对社区人群、残疾人及家属进行宣传教育，使残疾人不受歧视、被孤立和隔绝，能够参与社会的各项活动，并能得到医疗、教育、就业、交通等方面必要的条件和支持。

（二）社区康复服务的基本原则

1. 社会化原则　在政府统一领导下，相关部门密切合作，充分利用社会资源，发动和组织社会力量，共同推进工作的顺利开展。

2. 以社区为本的原则　以社区为本就是社区对残疾人的康复服务必须从社区的实际出发，要立足于社区内部的力量，对病、伤、残者的社区康复服务做到社区组织、社区参与、社区支持、社区受益。

3. 低成本、覆盖广的原则　低成本、覆盖广是我国卫生工作改革的一个原则，也是病、伤、残者社区康复应遵循的原则，以较少的人力、物力、财力的投入，使大多数康复对象享受服务，即获得较大的服务覆盖面。

4. 因地制宜的原则　社区康复应根据各社区的实际情况，因地制宜地采取适合本地区的病、伤、残者社区康复模式，才能解决实际问题和困难。

5. 技术实用的原则　要求康复技术必须易懂、易学、易会。向简单化、实用化方向转化；向基层社区、家庭方向转化；向广大农村方向转化；向适用于本地的传统康复技术转化。

6. 康复对象主动参与的原则　使其由被动参与、接受服务的角色，转变为主动积极参与的一方。鼓励并引导其主动参与康复计划的制定、训练的开展和重返社会等全部康复活动。

（三）社区康复服务的网络管理

社区康复服务坚持以政府为指导，社区为依托，相关部门密切合作，社会各界共同参与服务。社区康复服务的开展需要建立健全康复服务网络，网络主要由以下三部分组成。

1. 组织管理网络　由国家各部委组成全国残疾人康复工作办公室，承担全国残疾人社区康复的组织管理工作。省、市、县相关部门组成各级残疾人康复工作办公室，承担地方社区康复的组织管理工作。乡（镇）、街道、大型企事业单位成立社区康复工作领导小组，由政府分管领导任组长，卫生、民政、教育、财政、计生委、妇联、残联等部门负责人为成员，并下设办公室负责日常的工作。

2. 技术管理网络 技术管理团队由技术指导机构和专业指导人员组成。通过成立全国残疾人康复训练与服务技术指导机构，制订技术标准，统一编写大纲和教材，深入地方指导医护人员、教师和相关部门业务人员，并参加相关的评估验收工作。各省、市、县成立相应机构保证工作顺利开展。

3. 社区训练服务网络 以社区为范围，以家庭为基础，充分发挥社区服务中心、社区卫生服务站、乡镇卫生院、学校、幼儿园、福利企事业单位、残疾人活动场所等现有机构、设施、人员的作用，资源共享，形成社区康复训练服务网络，为残疾人提供及时有效的康复训练与服务。

第二节 社区康复护理内容与技术

PPT

一、社区康复护理的内容

社区康复护理（community - based rehabilitation nursing）将整体护理融入社区康复，在康复医师的指导下，以社区为范围，以家庭为单位，以健康为中心，以人的生命为过程，依靠社区内各种力量，即残疾者的家属、志愿工作者和所有社区的卫生、教育、劳动就业及社会服务等部门的合作，对社区病、伤、残者进行的康复护理。

（一）社区康复护理服务对象

1. 残疾人 指生理、心理、精神和解剖结构功能异常或丧失，部分或全部失去以正常方式从事个人或者社会生活能力的人。根据《国际残损、残疾、残障》（International Classification of Impairments, Disabilities & Handicap，ICIDH）分类，将残疾分为以下三种。

（1）残损（impairment） 又称结构功能缺损，指由于各种原因造成身体结构、外形、器官或系统生理功能以及心理功能的损害，造成身体和（或）精神与智力活动受到不同程度的限制，但个体仍能完成日常生活自理，是生物器官水平上的功能障碍。

（2）残疾（disability） 现改称为"活动受限"，又称个体能力障碍，指由于残损使个人活动能力受限或缺乏，个体不能按正常的方式和范围进行活动，但可借助辅助设备解除活动受限，是个体水平上的功能障碍。

（3）残障（handicap） 现改称为"参与限制"，又称社会能力障碍，指由于残损或残疾限制或阻碍个体完成正常情况下（按性别、年龄、社会、文化等因素）的社会作用，是社会水平上的功能障碍。

残损、残疾和残障是器官、个体和社会三个不同水平上的功能障碍。它们之间存在着紧密的联系，如果残损得不到合理的治疗可能发展为残疾甚至残障，而残障也可以通过康复的介入而转化为残疾或残损。

2. 老年人 个体进入老年期后，一方面表现为脏器和器官功能逐渐减退而出现视力、听力功能减退、行动不便等功能障碍，影响老年人健康，降低老年人生活质量；另一方面，老年人慢性病患病率较高，需要在社区中接受长期的康复和护理。

3. 慢性病患者 慢性病患者长时间患病，疾病不易治愈，在病程缓慢进展过程中出现的各种功能障碍使原发病病情加重并形成恶性循环，因此需要长期医疗指导和康复训练。

（二）社区康复护理特点

1. 服务范围广 社区康复护理在以残疾人、老年人和慢性病患者为主要服务对象的同时，也面向社区全体居民。

2. 服务形式灵活 社区康复护理开展的过程中，可根据服务对象的具体需求灵活地确定时间和地点，对于行动困难者可以提供上门康复护理服务。

3. 服务对象参与性强 社区康复护理鼓励服务对象及其家庭参与康复训练的全过程，充分考虑并尊重他们的意见，帮助服务对象树立自我康复意识，由"替代护理"转变为"自我护理"。

4. 以全面康复为目标 社区康复护理关注服务对象的躯体、心理、社会、教育、职业等各方面的康复，与社会各部门密切配合，实现服务对象的全面康复，使其早日重返社会。

（三）社区康复护理的工作内容

1. 落实各项有关残疾预防的措施 如做好优生优育和妇幼卫生工作，开展环境卫生、营养卫生、精神卫生、保健咨询、安全防护和卫生宣传教育等。

2. 开展社区现状调查 了解本社区的残疾人员数量、分布、康复护理需求，做好登记，为制订残疾预防和康复计划提供资料。

3. 康复训练 是社区康复护理最基本的内容，对需要进行功能训练的残疾人，积极开展必要的、可行的功能训练，如生活自理训练、语言沟通训练和心理辅导等。社区护士必须熟悉和掌握辅助器材的使用并指导及训练残疾人。

4. 观察和记录 注意观察患者的残疾情况以及康复训练过程中残疾程度的变化，预防继发性残疾和并发症，与相关人员保持良好的沟通联系，记录并提供各类相关的康复信息，促进康复治疗的实施。

5. 训练患者"自我康复护理"能力 "自我康复护理"是鼓励患者自己参与某种活动，并在其中发挥主动性和创造性，以更理想地达到康复目的的一种方法。对残疾者及其家属要进行必要的康复知识教育，指导和帮助他们掌握技能。在病情允许的条件下，训练患者的日常生活活动能力，帮助其恢复自理，增强信心，早日重返社会。

6. 心理护理 残疾人和慢性病患者都有其特殊的复杂心理活动，甚至出现精神、心理障碍和行为异常。社区护士应掌握其心理动态，及时、耐心地做好心理护理，帮助他们树立信心，鼓励参与康复训练。

7. 协助社区康复转介服务 社区护士需要掌握社区转介服务的资源和信息，充分了解康复对象的需求，提供有针对性的转介服务。

二、社区常用康复护理技术与方法

（一）环境改造

康复环境建设应利于功能障碍者自我照顾和参与社会活动。残疾人由于行动不便，需要借助各种助行工具，社区环境应根据残疾人的具体情况进行改造，如建筑物出入口应设斜坡平台，方便坐轮椅、拄拐杖等；非机动车车行道宽不小于2.5m，人行道宽不小于1.2m；公共场所安装扶手，卫生间设有残疾人厕位等。同时需根据患者生活自理能力对家庭环境进行改造，出入口要有坡道，门宽大于85cm，门把手、电灯开关、水龙头应低于正常标准，居室光线充足，地面干燥无障碍物，墙壁两侧设有扶手，厕所、浴缸也应设有扶手，地面防滑。

（二）体位摆放

1. 仰卧位 即面朝上的卧位。仰卧位时，患者使用的软枕不宜太高，以防因曲颈而强化患者的痉挛模式。患侧肩下垫一厚软垫，使肩部上抬前挺，以防肩胛骨向后挛缩，患侧上臂外旋稍外展，肘、腕关节伸直，掌心朝上，手指伸直并分开，整个患侧上肢放置于枕头上。患侧髋下放一枕头，使髋向内旋，患侧臀部、大腿外侧下放一枕头，其长度要足以支撑整个大腿外侧，以防下肢外旋，膝关节稍垫起使其微屈并向内（图10-1）。

2. 侧卧位 偏瘫患者应尽量缩短仰卧位的时间，与其他体位交替使用，以健侧卧位最适宜，截瘫和四肢瘫患者两侧轮流侧卧。

（1）健侧卧位　健侧肢体在下，患侧肢体在上的侧卧位。健侧卧位有利于患侧肢体的血液循环，减轻患肢的痉挛和水肿；避免了患侧肩关节的直接受压，减少了患侧肩关节的损伤。健侧卧位时，患者的头下放置合适的软枕，胸前放一软枕。患肩充分前伸，患侧肘关节伸展，腕、指关节伸展放在枕上，掌心向下。患侧髋关节和膝关节尽量前屈90°，置于体前另一软枕上，注意患侧踝关节不能内翻悬在软枕边缘，以防造成足内翻（图10-2）。

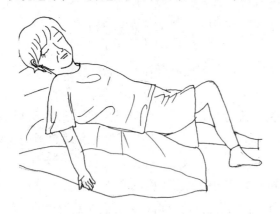 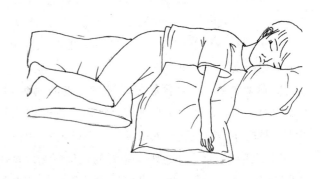

图10-1　仰卧位　　　　　　　　　　　　　　图10-2　健侧卧位

（2）患侧卧位　患侧肢体在下，健侧肢体在上的侧卧位。该体位可以伸展患侧肢体、减轻或缓解痉挛，同时利于自由活动健侧肢体。患侧卧位时，患者的头下放置合适高度的软枕，躯干稍向后旋转，后背用枕头支撑。患臂前伸，前臂外旋，将患肩拉出以避免受压和后缩；手指伸展，掌心向上，手中不放置任何东西，以免诱发抓握反射。患侧髋关节略后伸，膝关节略屈曲，放置舒适位，患侧踝关节应置于屈曲90°位，防止足下垂的发生。健侧上肢放在身上或后边的软枕上，健侧下肢充分屈髋屈膝，腿下放一软枕支撑（图10-3）。

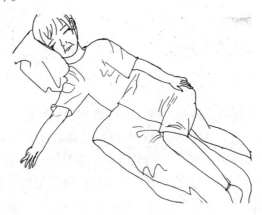

图10-3　患侧卧位

3. 床上坐位　如病情允许，应鼓励患者尽早在床上坐起。但是床上坐位难以使患者的躯干保持端正，容易出现半卧位姿势，因此在无支持的情况下应尽量避免这种体位。床上坐位时，患者背后给予多个软枕垫实，使脊柱伸展，达到直立坐位的姿势，头部无须支持固定，以利于患者主动控制头的活动。可给予一个横过床的可调节桌子，桌上放一软枕，患侧上肢抬高，放置于软枕上。髋关节屈曲近90°。

（三）体位变换

1. 床上翻身

（1）伸肘摆动翻身法　①Bobath式握手，即双手十指交叉，患手拇指在健手拇指上方。②在健侧上肢的帮助下，双上肢伸肘，肩关节前屈、上举。③屈膝，足踩在床面上。④健侧上肢带动患侧上肢摆向健侧，再反向摆向患侧，利用摆动惯性向患侧翻身。向健侧翻则摆动方向相反。

（2）健侧翻身　①屈肘，健手前臂托住患侧肘。②健腿插入患腿下方。③旋转身体，同时借助健腿搬动患腿，健肘搬动患肘翻向健侧。

（3）被动向健侧翻身　先旋转上半身躯干，再旋转下半身躯干。①护士一手置于患者颈部下方，一手置于患侧肩胛骨周围，将患者头部及上半身躯干转为侧卧位。②护士一手置于患侧骨盆，另一手置于患侧膝关节后方，将患侧下肢旋转并摆放于自然半屈位。

（4）被动向患侧翻身　①护士帮助患者将患侧上肢外展呈90°体位。②如病情允许，患者可自行将身体转向患侧。若患者自行完成困难，护士可采用向健侧翻身的方法，帮助患者完成动作。

2. 床上横向移动　①健足伸到患足下方，勾住患足向左（右）动。②健足和肩支撑起臀部，将下半身移向左（右）侧。③臀部向左（右）移动。④头向左（右）移动。若患者自行完成困难时，护士可以一手放于患者膝关节上方，一手抬起患者臀部，帮助其向一侧移动。

3. 坐位及坐位平衡训练　长期卧床患者突然坐起易发生体位性低血压，因此宜先从半坐位开始，可先抬高床头30°，耐受后，逐步过渡到坐位。

（1）卧位到床边坐位　①独立从患侧坐起：患侧卧位，健侧腿插入患侧腿下方，将患腿移置床缘下，利用健侧上肢横过胸前置于床面上支撑的同时，头、颈和躯干向上方侧屈，使躯干直立。②独立从健侧坐起：健侧卧位，健侧腿插入患侧腿下方，将患腿移置床缘下，利用健侧上肢支撑自己的身体，头、颈和躯干向上方侧屈，使躯干直立。③辅助坐起：侧卧位，患者自主完成两膝屈曲，护士协助患者将双腿放于床边，然后一手托住患者的腋下或肩部，另一手置于患者骨盆或两膝后方，嘱咐患者向上侧屈头的同时，以骨盆为枢纽，使其转移为坐位。

（2）坐位平衡训练　患者坐稳后，可左右、前后轻推训练坐位平衡。左右平衡训练时，护士坐在患者患侧，一手置于腋下，一手置于健侧腰部，嘱患者身体重心先向患侧移，然后再移向健侧，反复进行；进行前后平衡训练时，协助患者身体重心前后倾斜，然后再缓慢恢复至中立位，反复进行。

4. 立位及立位平衡训练　患者能够自行坐稳且下肢肌力允许时，可行坐位到站立位，并进行立位平衡训练。

（1）坐位到站立位　①独立由坐位到立位：患者坐于床边，双手 Bobath 握手，双上肢向前伸展，双足分开与肩同宽，若患侧下肢功能不好，可将患足置于健足前，身体前倾，使身体重心前移，当双肩向前超过双膝位置时，患者立即抬臀、伸膝、挺胸，完成站起。②辅助由坐位到立位：患者坐于床边，护士站于患侧，一手放在患者健侧臀部或抓住患者腰带，辅助抬臀；另一手放在患者患侧膝关节上，重心转移时使其伸髋伸膝。

（2）立位平衡训练　双足分开一足宽，双腿垂直站立；双肩垂直于双髋上，双髋在双踝之前；髋、膝伸展，躯干直立；双肩水平位，头中立位。立位平衡训练，不仅应练习平静站立，还应练习身体向前后、左右摇动，上半身向左右转动。可依次协助患者进行扶站、平行杠内站立、独立站立以及单足交替站立。训练时要注意安全，必要时进行辅助，防止跌倒等意外的发生。

（四）日常生活活动能力训练

日常生活活动是个体独立生活中反复进行的最基本的活动。日常生活活动训练应根据患者的残存功能，选择适当的方法，由易到难，训练要以能满足实际生活需求为目标。

1. 饮食训练　根据患者的功能状态选择适当餐具，进行体位改变，抓握餐具、送食物入口、咀嚼和吞咽等。进餐时宜采用半坐位或半卧位。进食动作训练可先训练手部动作再训练进食动作，指导患者用健手把食物放在患手中，再由患手将食物放入口中，训练两侧手功能的转换。吞咽困难患者在进食前应先做吞咽动作的训练，饮食从少量过渡到正常，从流质过渡到半流质再到普食。

2. 更衣训练 患者能够保持坐位平衡后，可指导其进行穿脱衣服、鞋袜等训练。大部分患者可用单手完成穿脱衣服的动作，如偏瘫患者穿衣时先穿患肢，脱衣时先脱健肢；截瘫患者若可坐稳，可自行穿脱上衣，穿裤子时，可先取坐位，将下肢穿进裤子，再取卧位，抬高臀部，将裤子提起穿好。穿脱前开襟上衣步骤如下：①患者取坐位，将上衣里面朝外，衣领向上置于膝上。②指导患者利用健手套上患侧袖子，用健手将衣领沿患侧上肢拉上并跨到健侧肩颈部。③健手将健侧衣袖从身后移至健手侧，并套上健侧袖子。④套上袖子后，用健手将上衣的后襟拉开展平。⑤使纽扣对准扣眼，用健侧拇指撑开扣眼套上纽扣。⑥脱开襟上衣，与穿衣步骤基本相反。解开纽扣，利用健手先将患肢袖子从肩部退到肘部，然后将健肢从健侧袖中退出。当健侧手脱出后，利用健手将患肢袖子完全褪出。

3. 个人卫生训练 包括洗脸、洗手、刷牙和剪指甲等，根据患者实际情况，可设计辅助器具，如加粗牙刷的手柄直径，以方便抓握。洗漱用品应放在便于患者取用的位置，用健手洗脸、洗手。拧毛巾时可将毛巾绕在水龙头上或将毛巾绕在患侧前臂上，用健手将其拧干。

4. 排泄功能训练

（1）排尿功能训练 常用的训练方法有：①盆底肌训练。嘱患者在不收缩下肢、腹部及臀部肌肉的情况下自主收缩提高肛门，维持10秒，连续10次，每日5～10次。②尿意习惯训练。训练在特定时间内进行，如晨起、睡前或餐前30分钟，鼓励患者如厕排尿。白天每3小时排尿1次，夜间排尿2次，可结合患者具体情况进行调整。③代偿性排尿训练。按压法，用拳头放置于患者脐下3cm处深按压，并向耻骨方向滚动，动作缓慢柔和，同时嘱患者增加腹部肌肉力量，以帮助排尿；屏气法，患者取坐位，身体前倾，屏气呼吸，增加腹压，向下用力做排便动作帮助排出尿液。④反射性排尿训练。在导尿前半小时，可通过轻叩耻骨区、牵拉阴毛、摩擦大腿内侧、温水冲会阴等方法诱发膀胱反射性收缩，产生排尿。

（2）排便功能训练 常用方法如下：①调整饮食结构。多进食水果、蔬菜及粗粮等高纤维素、富含营养的食物，多饮水。②腹肌训练和腹部按摩。通过腹肌的训练，可增强腹肌的收缩能力，提高排便时的腹内压，同时也可以采取腹部按摩，从而有助于粪便的排出。③定时排便训练。每日定时进行排便训练，有助于养成定时排便的良好习惯。排便姿势最好采取蹲位或者坐位，嘱患者深吸气，往下腹部用力，模拟排便。④药物使用。排便费力者可配合使用通便剂，如开塞露、甘油等，软化粪便，润滑肠壁，刺激肠蠕动而促进排便。

5. 移动训练 移动训练是帮助患者学会移动时所需的各种动作，以独立完成日常生活活动。当患者因肢体功能障碍，而不能很好完成移动时，可借助拐杖、轮椅等完成。

（1）拐杖训练 在进行拐杖训练前，应先选择适宜的拐杖，并检查拐杖是否完好。拐杖长度应按患者的身高及上肢长度而定，即拐杖末端着地与同侧足尖中位距离15cm左右，上臂外展与身体中轴线之间的角度为30°。

（2）上下楼梯训练 ①扶栏杆上下楼梯训练。上楼时，偏瘫患者健手扶栏杆，先将患肢伸向前方，用健足踏上一级，然后将患肢踏上与健肢并行。下楼时，患者健手扶栏杆，患足先下一级，然后健足再下与患足并行。②拐杖上下楼梯训练。上楼时，先将手杖立在上一级台阶上，健肢蹬上，然后患肢跟上与健肢并行。下楼时，先将手杖立在下一级台阶上，健肢先下，然后患肢。

（3）轮椅训练 ①从床到轮椅的转移。偏瘫患者坐于床边，轮椅置于健侧，与床成30°～45°夹角，刹车制动，抬起脚踏板。患足位于健足稍后方，健手支撑于轮椅远侧扶手，患者向前倾斜躯干，抬起臀部，以健侧下肢为支点旋转身体，直至患者背靠轮椅（图10-4）。②从轮椅到床的转

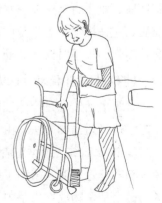

图10-4 从床到轮椅的转移

移。轮椅斜向床边，以健侧临近床边，制动，抬起脚踏板。健手支撑站起，再用健手扶床，边转身边坐下。

✎ **练一练**

偏瘫患者在床与轮椅之间转移时，床与轮椅的夹角为

A. 15°~30°

B. 20°~30°

C. 30°~45°

D. 45°~60°

E. 60°~90°

答案解析

第三节　社区常见伤、残、精神障碍者的康复护理

PPT

一、脑血管意外偏瘫患者的社区康复护理

（一）概述

脑血管意外（cerebral vascular accident，CVA）是指由于各种病因引起急性脑血管循环障碍，导致脑功能缺损的一组疾病的总称。根据病因和临床表现的不同，可分为出血性脑血管意外（如脑实质内出血、蛛网膜下隙出血）和缺血性脑血管意外（如脑梗死、脑栓塞）两类。

由于病变的性质、部位和大小等不同，可单独发生一种或同时出现多种功能障碍，偏瘫和失语是脑血管意外患者最常见的功能障碍。临床表现有头痛、呕吐、血压变化、运动功能、言语功能、感觉功能、认知功能、摄食和吞咽能力障碍等。

（二）康复护理评定

1. 运动功能评定　脑血管意外患者的运动功能障碍多表现为一侧肢体不同程度的瘫痪或无力，即偏瘫。评定多采用 Brunnstrom 运动功能评定法（表10－1）、Fugl－Meyer 平衡功能评定法（表10－2）、上田敏评定法等。运动功能评估主要是对运动模式、肌张力、肌肉协调能力等进行评估。

表10－1　Brunnstrom 运动功能评定法

阶段	特点	上肢	手	下肢
I	无随意运动引起	无任何运动	无任何运动	无任何运动
II	联合反应、共同运动	仅出现协同运动模式	仅有极细微的屈曲	仅有极少的随意运动
III	随意出现的共同运动	可随意发起协同运动	可有钩状抓握，但不能伸指	在坐和站位上，有髋、膝、踝的协同性屈曲
IV	共同运动模式打破，开始出现分离运动	出现脱离协同运动的活动：肩0°，肘屈90°的条件下，前臂可旋前、旋后；肘伸直的情况下，肩可前屈90°；手臂可触及腰骶部	能侧捏及松开拇指，手指有半随意的小范围伸展	在坐位上，可屈膝90°以上，足可向后滑动。在足跟不离地的情况下踝能背屈
V	肌张力逐渐正常，有分离精细运动	能完成更复杂的分离运动：肘伸直肩可外展90°；肘伸直，肩前屈30°~90°时，前臂可旋前旋后；肘伸直，前臂中立位，上肢可举过头	可作球状和圆柱状抓握，手指同时伸展，但不能单独伸展	健腿站立时，病腿可先屈膝，后伸髋；伸膝下，踝可背屈
VI	运动接近正常水平	运动协调近于正常，手指指鼻无明显辨距不良，但速度比健侧慢（≤5秒）	所有抓握均能完成，但速度和准确性比健侧差	在站立位可使髋外展到抬起该侧骨盆所能达到的范围；坐位下伸直膝可内外旋下肢，合并足内外翻

表 10 – 2　Fugl – Meyer 平衡功能评定法

测试项目	0 分	1 分	2 分
Ⅰ 无支撑坐位	不能保持坐位	能坐，但少于 5 分钟	能坚持坐 5 分钟以上
Ⅱ 健侧"展翅反应"	肩部无外展或肘关节无伸展	反应减弱	反应正常
Ⅲ 患侧"展翅反应"	肩部无外展或肘关节无伸展	反应减弱	反应正常
Ⅳ 支撑站位	不能站立	在他人的最大支撑下可站立	由他人稍给支撑即能站立 1 分钟
Ⅴ 无支撑站位	不能站立	不能站立 1 分钟以上	能平衡站立 1 分钟以上
Ⅵ 健侧站立	不能维持 1 ~ 2 秒	平衡站稳 4 ~ 9 秒	平衡站立超过 10 秒
Ⅶ 患侧站立	不能维持 1 ~ 2 秒	平衡站稳 4 ~ 9 秒	平衡站立超过 10 秒
合计			

注：少于 14 分，说明平衡功能有障碍，评分越低，表示平衡功能障碍越严重。

2. 感觉功能评定　感觉包括躯体感觉和内脏感觉两大类，其中躯体感觉是康复评定最重要的部分。躯体感觉根据感受器对于刺激的反应或感受器所在部位不同又分为浅感觉（如温度觉、触觉、痛觉）、深感觉（如运动觉、位置觉）和复合感觉（如实体觉、图形觉）。通过感觉评定可发现被检查者有无感觉障碍及其障碍的分布、性质和程度。感觉评定的判断，根据被检查者对感觉检查反应的速度和准确性分为正常、减退、消失、过敏和倒错。

3. 言语功能评定　脑血管意外患者常发生言语障碍，构成言语的各个环节（听、说、读、写）受到损伤或出现功能障碍时称为言语障碍。包括失语症、构音障碍、言语失用症。

4. 认知功能评定　评估患者对事物的感觉、注意、识别、记忆、理解和思维是否出现障碍。脑血管意外患者常出现的认知障碍有意识障碍、智力障碍、记忆力障碍、失认症和失用症。

5. 日常生活活动能力评定　脑血管意外患者日常生活活动能力可能出现严重障碍，即衣、食、住、行、个人卫生等基本动作和技巧能力下降或丧失。常用 Barthel 指数评估法（表 10 – 3）。

表 10 – 3　Barthel 指数评估法

项目	分类和评分			
大便	0 分：失禁或昏迷	5 分：偶尔控制	10 分：能控制	
小便	0 分：失禁或昏迷	5 分：偶尔控制	10 分：能控制	
修饰	0 分：需要帮助	5 分：能独立		
用厕	0 分：依赖	5 分：部分帮助	10 分：自理	
吃饭	0 分：依赖	5 分：部分帮助	10 分：自理	
转移	0 分：依赖，不能坐	5 分：需 2 人帮助	10 分：需 1 人帮助或指导	15 分：自理
步行	0 分：不能	5 分：需借助轮椅	10 分：需 1 人帮助	15 分：独立
穿衣	0 分：依赖	5 分：需要帮助	10 分：自理	
上楼梯	0 分：依赖	5 分：需要帮助	10 分：自理	
洗澡	0 分：依赖	5 分：自理		

注：60 分以上者生活基本自理；40 ~ 60 分者生活需要很大帮助；20 分以下者生活完全需要帮助。

（三）康复护理措施

1. 软瘫期的康复护理　软瘫期是指发病开始 1 ~ 3 周内，此期患者意识清楚或有轻度意识障碍，生命体征平稳，但患肢肌力、肌张力均很低，腱反射减弱或消失。此期及早介入康复护理措施，可预防并发症和继发性损害，也为下一步功能训练做准备。

（1）良肢位　指躯体、四肢的良好体位，具有防畸形、减轻症状、使躯干和肢体保持在功能状态的作用。是早期抗痉挛治疗中重要措施之一，能预防上肢屈肌、下肢伸肌的典型痉挛模式。主要有仰卧位、健侧卧位和患侧卧位等，详见本章第二节相关内容。

（2）被动运动　在患病后3~4天，病情较稳定时开始进行，对患肢所有的关节做全范围的关节被动运动，运动顺序为从近端关节到远端关节，由大关节到小关节循序渐进，动作宜轻柔缓慢，以患者能耐受为宜。一般每日2~3次，每次5分钟以上，直至主动运动恢复。

（3）按摩　对患肢进行按摩可促进血液、淋巴回流，有效防止和减轻患肢的水肿，有益于运动功能的恢复，按摩要轻柔、缓慢、有节律性地进行。对肌张力低的肌群采用揉捏和摩擦，对肌张力高的肌群采用放松推摩。

（4）主动运动　①翻身训练。患者应避免长时间处于一种姿势，一般2小时翻身一次。②桥式运动。训练伸髋屈膝肌，可有效地防止患者站位时因髋关节不能充分伸展而出现的臀部后突。双侧桥式运动，患者取仰卧位，上肢放于体侧，双腿屈曲，双足在臀下踏床面，伸髋将臀部主动抬起，并保持与骨盆成水平位，维持一段时间后慢慢地放下。单侧桥式运动，患者能较容易地完成双侧桥式运动后，让患者伸展健腿，患腿完成屈曲，伸髋抬臀动作。动态桥式运动，患者仰卧屈膝，双足踏床，双膝平行并拢，健腿保持不动，患腿做内收和外展交替动作，然后患腿保持中立位，健腿做同样运动。

2. 痉挛期的康复护理　此期一般持续3个月左右，康复护理目标是预防痉挛模式和控制异常的运动模式，促进分离运动的恢复。

（1）抗痉挛训练　大部分患者患侧上肢以屈肌痉挛占优势，下肢以伸肌痉挛占优势。卧位抗痉挛训练采用Bobath式握手上举上肢，使患侧肩胛骨向前，患肘伸直。仰卧位时双腿屈曲，Bobath式握手抱住双膝，将头抬起前后摆动使下肢更加屈曲。抑制下肢伸肌痉挛还可进行桥式运动。

（2）患肢的功能训练　①被动活动肩关节和肩胛带。患者仰卧，以Bobath式握手用健手带动患手上举，伸直患臂。②下肢控制能力训练。改善下肢控制能力，为行走训练做准备。髋、膝屈曲训练，患者仰卧位，护士用手握住患足使之呈背屈外翻，腿屈曲，维持髋关节呈内收位，患足不离开床面而移向头端，完成膝、髋关节屈曲，然后缓慢地伸直下肢，如此反复。踝背屈训练，患者仰卧位，双腿屈曲，双足踏床，护士一手握住踝部，用力向下按压，使足底支撑于床面，另一只手使足背屈外翻，当被动踝背屈抵抗消失后，让患者主动保持该姿势，随后指导患者主动背屈踝关节。

（3）坐位训练　尽早采取床上坐位训练，坐位耐力训练和从床边坐起训练，可防止并发症的产生，如压疮、下肢静脉血栓形成和坠积性肺炎等。

3. 恢复期康复护理　恢复期是康复治疗和各种功能恢复最重要的时期，此期康复目标是进一步提高运动功能及日常生活活动能力，提高患者生活质量。

（1）床上训练　恢复期仍需反复练习翻身、床上移动、床边坐起、桥式运动和抗痉挛训练等。

（2）坐位平衡训练　恢复早期患侧肢体和躯干肌还没有足够的平衡能力，坐起后常不能保持良好的稳定状态，平衡训练可帮助患者坐稳。平衡训练包括静态平衡、自动动态平衡和他动动态平衡三级平衡。

（3）立位及立位平衡训练　立位训练详见本章第二节。完成站立后，可指导患者依次进行扶持站立、平行杠间站立、独立站立及单足交替站立的三级平衡训练。

（4）步行和上下楼梯训练　一般在患者达到自动态站立平衡后，患腿负重达体重的2/3以上，患肢分离动作充分后，可进行步行训练。按照由易到难，由简单到复杂的原则。上下楼梯训练，详见本章第二节。

（5）上肢和手功能训练　上肢控制能力训练包括臂、肘、腕、手的训练。改善手功能训练，指导患者用患手反复进行放开、抓物和取物品训练，纠正错误运动模式，可以做作业性手功能训练（如编织、绘画）和手的精细动作训练（如搭积木、拧螺丝）。

（6）日常生活活动能力训练 详见本章第二节。

4. 后遗症期的康复护理 经过1年的积极治疗和康复后，仍有部分偏瘫患者会留有不同程度的后遗症，主要表现为肢体痉挛、运动姿势异常、关节挛缩畸形等。此期康复护理目标是指导患者继续训练和利用残余功能，指导家属尽可能改善患者的周围环境，争取最大程度的生活自理。包括：①继续维持各项功能训练。②指导病人正确使用辅助器，如手杖、轮椅、步行器等。③增强健侧的训练，以加强其代偿能力。④对患者生活环境做必要的改造，如在厕所、浴室、走廊安装扶手，门槛和台阶改成斜坡等。

二、脊髓损伤患者的社区康复护理

（一）概述

脊髓损伤（spinal cord injury，SCI）是指由外伤或疾病等因素引起的脊髓结构和功能的损害，导致损伤平面以下运动、感觉和自主神经功能障碍。脊髓损伤按病因可分为外伤性脊髓损伤和非外伤性脊髓损伤（包括先天性病因和获得性病因）。

脊髓损伤患者的主要功能障碍为运动功能障碍（主要表现为肌力、肌张力和反射的改变）、感觉功能障碍（主要表现为痛温觉、触压觉及本体觉的减退、消失或感觉异常）、括约肌功能障碍、自主神经功能障碍、泌尿系统感染和深静脉血栓等并发症。

（二）康复护理评定

1. 损伤评定

（1）损伤平面评定 损伤平面是指保留身体双侧正常感觉、运动功能的最低脊髓节段。因为脊髓节段与脊椎节段在解剖位置上不一致，所以损伤平面的确定主要以运动损伤为依据，但 $C_1 \sim C_4$、$T_2 \sim L_1$ 及 $S_2 \sim S_5$ 脊髓运动损伤平面难以确定，则以感觉损伤平面来确定诊断。运动损伤平面和感觉损伤平面是通过检查关键性肌肉的徒手肌力和关键性感觉点的痛觉和轻触觉来判断的。损伤平面的确定是以该平面关键性肌肉的肌力≥3级，该平面以上关键性肌肉的肌力正常为依据的。但需注意的是评定时要分别检查两侧运动和感觉损伤平面，并分别记录。

（2）损伤程度评定 主要参考美国脊髓损伤学会（American Spinal Injury Association，ASIA）的损伤分级（表10-4）。评定是否完全性的损伤以最低节段（$S_4 \sim S_5$）有无残留功能为准。

表10-4 ASIA损伤分级

级别	临床表现
A 完全损伤	$S_4 \sim S_5$ 无感觉和运动功能
B 不完全损伤	损伤水平以下有感觉功能，但无运动功能
C 不完全损伤	损伤水平以下存在运动功能，大部分关键肌肌力在3级以下
D 不完全损伤	损伤水平以下存在运动功能，大部分关键肌肌力在3级或以上
E 正常	感觉与运动功能正常

2. 运动功能评定 采用运动评分法（motor score，MS）。所选的10块肌肉评分时分左、右两侧，评定采用徒手肌力测定（manual muscle testing，MMT）法（表10-5）。

表 10-5 MMT 肌力分级标准

级别	标准	相当正常的%
0	无可预测的肌肉收缩	0
1	有轻微肌肉收缩，但不能引起关节活动	10
2	解除重力的影响，能完成全关节活动范围的活动	25
3	能抗重力完成关节全范围运动，但不能抗阻力	50
4	能抗重力及轻度阻力，完成关节全范围运动	75
5	能抗重力及最大阻力，完成关节全范围运动	100

3. 感觉功能评定 采用 ASIA 的感觉评分（sensory score，SS）来评定感觉功能。对 $C_2 \sim S_5$ 节段的关键感觉点，分别进行身体两侧的痛觉和轻触觉检查，感觉正常计 2 分，异常 1 分，消失 0 分，每侧、每点、每种感觉最高计 2 分，一侧最高感觉为 56 分，两侧共 112 分，分数越高，说明感觉越接近正常。

4. 心理、社会功能评定 可采用相应的焦虑、抑郁和社会支持度量表进行心理、社会功能的评定。

5. 日常生活活动能力评定 截瘫患者用改良 Barthel 指数评定，四肢瘫患者可用四肢瘫功能指数（quadriplegic index of function，QIF）评定。

（三）康复护理措施

1. 急性期康复护理 急性期指患者生命体征和病情基本平稳，脊柱稳定的一段时间。此期主要以床边训练为主，目的是预防肌肉挛缩、骨质疏松等失用综合征和及时处理并发症。康复护理措施主要包括以下内容。

（1）良肢位 患者卧床时应保持肢体处于功能位置。

（2）体位转换 每 2 小时翻身 1 次，预防压疮的发生。

（3）关节被动运动 对患肢进行关节被动运动训练，每个关节在各轴向活动 15~20 次，每天 12 次。

（4）呼吸及排痰训练 对颈髓损伤、呼吸肌麻痹的患者应协助并指导其进行腹式呼吸运动和有效的咳嗽、咳痰，预防肺部感染。

（5）排泄处理 对留置导尿的脊髓损伤患者，应定期开放尿管，训练排尿动作并记录出入量；便秘患者可用缓泻剂等方法处理。

2. 恢复期康复护理

（1）功能训练 功能训练前协助患者排空大小便，沟通解释、演示并协助患者完成训练，随时观察患者的反应和状态，调整训练计划。功能训练的主要内容有：①肌力训练。脊髓损伤患者需要进行上肢支持力量训练、肱二头肌和肱三头肌训练和握力训练。②转移训练。训练患者床上横向或纵向转移、床与轮椅间转移。③立位训练。立位训练要注意保持脊柱的稳定性，可佩戴腰围进行站立训练。④步行训练。可借助平衡杠进行步行训练，平稳后可移至杠外训练，用双拐代替平行杠。

（2）义肢、矫形器和辅助器具的使用 社区护士应熟悉掌握脊髓损伤患者常用辅助器具的性能、使用方法和注意事项，监督和保护患者进行训练，发现问题及时处理和纠正。

（3）日常生活活动能力训练 指导和协助患者进行床上活动以及进餐、洗漱、更衣、排泄等日常生活活动。

3. 并发症的护理

（1）下肢深静脉血栓 为预防下肢深静脉血栓的发生，应指导患者：①每天进行下肢被动运动，如以踝关节为中心，做足的上下运动，上下不超过 30°。若血栓已形成，则应禁止剧烈活动，以防血栓脱落而引起肺栓塞。②起床活动时，应使用弹力绷带或穿弹力袜，适度压迫浅静脉，促进血液回流。

③经常测量肢体周径，观察有无肿胀和皮肤温度的变化。

（2）异位骨化 一般在伤后1~4个月后发生，常发生于损伤水平以下，常有局部炎症反应和全身低热。异位骨化是指在软组织中形成骨组织，好发于髋、膝、肩、肘关节及脊柱。护理时应注意在关节被动运动时，不宜过度用力、过度屈伸和按压。

三、颈椎病患者的社区康复护理 ⓔ微课

（一）概述

颈椎病（cervical spondylosis）是因颈椎椎间盘、骨关节、软骨、韧带、肌肉、筋膜等发生退行性改变及其继发改变，致脊髓、神经、血管等组织受到损害，如压迫、刺激、失稳等，由此产生的一系列临床症状和体征。

颈椎病有神经根型、脊髓型、椎动脉型、交感神经型和混合型等不同类型，临床特点也不尽相同。神经根型最为常见，临床表现为颈部僵硬不适，活动受限，一侧或两侧颈肩疼痛，伴肩臂麻木，可沿神经走向出现放射痛。脊髓型是颈椎病中病情最严重的一种类型，致残率较高。椎动脉型以发作性眩晕为主要症状，可同时伴有恶心、呕吐，患者常在颈部突然转动时跌倒。交感神经型临床表现为头痛伴有头晕、恶心、呕吐、胸闷、心慌、心前区疼痛、瞳孔增大、视物模糊、失眠等交感神经兴奋症状。混合型为两型或两型以上的症状和体征混合存在。

（二）康复护理评定

1. 特征性检查

（1）压顶试验 通过压挤椎间孔，引发症状出现或加重。患者取坐位，检查者站在患者身后，双手重叠放在患者头顶，用力向下按压患者头顶，若病人出现一侧或双侧手臂疼痛或麻木为阳性。

（2）臂丛牵拉试验 患者取坐位，颈部前屈，检查者站在患者一侧，一手抵于患者头部颞顶侧，一手握住患侧手腕，向相反方向牵拉，如患肢出现疼痛或麻木为阳性。

（3）前屈旋颈试验 患者头颈前屈，做头部左右旋转运动，如颈椎出现疼痛为阳性。

（4）低头试验 患者站立，双足并拢，双臂在体侧自然下垂，低头看足尖1分钟，如出现颈、肩、臂痛和手麻等，提示神经根受压；上下肢无力、小腿发紧、足趾麻等，提示脊髓受压。

（5）仰头试验 患者站立，姿势同低头试验，但头后仰，双眼看天花板1分钟，症状及意义同低头试验。

（6）旋颈试验 患者取坐位，让其放松颈部，检查者站在患者身后，双手抱住患者头枕部，先做头颈伸屈活动，感觉无阻力时将患者头部向后侧方转，先做一侧，后做另一侧，如患者出现头晕症状为阳性。

2. 疼痛 疼痛是颈椎病的常见表现，颈肩及上肢均可出现酸胀和麻木，病情严重者会出现寝食难安，严重影响其生活质量。

3. 日常生活活动能力评定 颈椎病可影响患者的日常生活和工作，如梳头、穿衣、提物、行走、个人卫生等基本活动明显受限，甚至生活不能自理。

4. 心理问题 因颈椎病发生的诱因及病理基础难以消除，因此症状可时发时止，时轻时重，病情迁延。因此，部分患者会出现悲观、恐惧和焦虑的心理。

（三）康复护理措施

1. 纠正不良体位，科学休息

（1）纠正生活中的不良体位 尽量避免长时间固定某一姿势，长时间视物时，应将物体放置于平

视或略低于平视的位置，适时改变头颈部体位，有利于缓解眼部和颈部的疲劳。

（2）选择合适的枕头　枕头的高度以侧卧时与肩同高为宜，一般为 12~15cm，枕头的长度一般在 40~60cm，或超过自己的肩宽 10~16cm 为宜。枕芯填充物不要太软，枕头宜置于颈后，保持头部轻度后仰，使之符合颈椎的生理曲度。

（3）选择合适的床铺　床铺应软硬适中，有利于保持颈椎、腰椎的正常生理曲线，维持脊柱的平衡状态，目前木板床使用较多。

（4）保持良好的睡姿　良好的睡眠体位应该是头颈部保持自然仰伸位，胸部及腰部保持自然曲度，双髋、双膝略呈屈曲状，这样可获得最大限度的放松与休息。

2. 颈椎制动　颈椎制动可以使颈部肌肉松弛，解除颈部肌肉痉挛，缓解疼痛。颈椎术后制动是为了使手术部位获得外在稳定，有利于手术创伤的早日康复。制动方法包括颈托、围领和支架三类。

3. 颈椎牵引　最常用的是枕颌布带牵引法，坐位或卧位均可。牵引的重量可先从 6kg 开始，待患者适应后，逐渐增加至 12~15kg，但以不超过体重的 1/4 为宜，牵引力量可随时调整，以颈部无疼痛，颞、颌面无明显不适感为宜。随时观察患者的反应，若出现不适和症状加重时，要及时调整或立即停止牵引。牵引时间以 10~30 分钟为宜，每天 1 次，10 天为一疗程，直至症状消失。

4. 关节松动技术　目前常用的是麦特兰德（Maitland）手法，即在有压痛的小关节及其上下两个椎骨的棘突上，垂直向下有节律地震动。震动频率为 1~2 次/秒，每次治疗持续 60 秒，每个部位重复操作 2~3 遍。

5. 物理治疗　根据病情选用超短波治疗、低磁疗法、超声波治疗、红外线治疗或中药熏蒸等。治疗过程中要注意密切观察患者的皮肤情况、治疗效果以及不良反应等。

6. 推拿疗法　推拿一般在理疗、牵引后进行，也可单独进行。患者取坐位或俯卧位，推拿的范围包括头颈部、肩背部和上肢，常用穴位有风池、天柱、缺盆、肩井、曲池、手三里、合谷、内关、外关、神门等。

7. 针灸疗法　治疗多以颈项局部取穴为主，如大椎、天柱、后溪、颈椎夹脊穴等，可根据病情及压痛点位置加减取穴，疼痛明显者也可采用穴位封闭治疗。

8. 颈椎康复操　康复操练习应平稳缓慢进行，并在患者能够耐受的情况下逐渐加大动作幅度及所用阻力，以达到锻炼目的。

（1）与颈争力　取站立位，两足分开与肩同宽，两手叉腰，抬头望天，低头看地，自然呼吸。

（2）前伸探海　头颈前伸并转向右下方，双目下视，似向海底看，然后还原向左下方。

（3）回头望月　头颈向右后上方尽力转，双目转视右后上方，似向天空望月一样，然后头颈转向左后上方。

（4）往后观瞧　头颈向右后转，目视右方；头颈向左后转，目视左方。

（5）金狮摇头　头颈向左、右各环绕数周。

9. 心理护理　与患者进行必要的心理沟通，了解患者的心理需要，使患者积极配合治疗。同时对患者进行有关专业知识的普及教育，消除不良情绪，对疗程长、疗效不显著者应及时疏导，耐心解释，增强其战胜疾病的信心。

? 想一想

如何在日常生活中预防颈椎病的发生？

答案解析

四、腰椎间盘突出患者的社区康复护理

（一）概述

腰椎间盘突出症（lumbar disc herniation，LDH），又称腰椎纤维环破裂症，是由腰椎退行性改变或由外力作用引起腰椎间盘内、外压力平衡失调所致腰椎纤维环破裂，髓核突出，从而压迫了腰椎内神经根、脊髓、血管或马尾神经所致的一系列临床症状。$L_4 \sim L_5$、$L_5 \sim S_1$ 的纤维环破裂、髓核突出发病率最高。病理上将腰椎间盘突出分为退变型、膨出型、突出型、脱出后纵韧带下型、脱出后纵韧带后型和游离型。

腰椎间盘突出症患者的主要功能障碍包括腰痛、下肢放射痛、肢体麻木、肢体冷感、间歇性跛行和马尾神经症状等。95% 以上的腰椎间盘突出症患者有腰疼的症状，临床上以持续性腰背钝痛为多见，平卧位减轻，站立加剧。轻者表现为由腰部至大腿及小腿后侧的放射性刺痛或麻木感，直达足底部，有时步态不稳，呈跛行；重者则表现为由腰至足部的电击样剧痛，且多伴有麻木感，需卧床休息。

👁 看一看

高跟鞋是腰椎间盘突出症的帮凶

3cm 以上的高跟鞋，可使人体负重力线大大改变，骨盆前倾，腰部后仰，过度的腰部后伸背肌收缩绷紧，腰椎小关节和关节囊处于紧张状态，长期下去，关节囊和腰背肌即发生劳损，引起腰痛。另外，穿高跟鞋后，身体重心前移，足尖负重增大，将大致为方形的饱满的足前部挤进锥形的窄小的鞋尖内，会使双足备受折磨，容易诱发足部病。

（二）康复护理评定

1. 疼痛评定 腰痛和下肢放射痛是腰椎间盘突出症主要的临床表现，常用的评定方法有视觉模拟评分法和数字疼痛评分法。

2. 脊柱活动范围评定 脊柱活动受限是腰椎间盘突出症最常见的体征。脊柱有三个轴位运动，即前屈后伸、左右侧屈和旋转活动。

3. 肌力评定 腰痛患者大多伴有腰背肌及腹肌的肌力减退，可做各组肌力的手法测试、耐力或等速肌力测试，等速肌力测试可获得较精确的肌力水平。

4. 身体状况评定

（1）压痛与反射痛 椎旁压痛，也可表现为向同侧臀部、沿坐骨神经方向的放射痛。

（2）直腿抬高试验和加强试验阳性 ①直腿抬高试验。患者仰卧，两腿伸直，被动抬高患肢。正常人下肢抬高到 $60° \sim 70°$ 才出现腘窝不适，如抬高在 $60°$ 以内出现坐骨神经痛即为阳性。②直腿抬高加强试验。在直腿抬高试验阳性时，缓慢降低患肢高度，待放射痛消失，再被动屈曲踝关节，如再次出现坐骨神经痛即为阳性。

（3）姿势异常 脊柱可凸向健侧或患侧。

5. 日常生活活动能力评定 包括翻身、坐、站、行走、弯腰和举物等项目，根据患者能独立完成、能独立完成但有困难、需依赖他人帮助完成或完全依赖他人等不同情况进行评定。

6. 心理评定 可采用抑郁和焦虑量表对患者进行评估。

♥ 护爱生命

针灸是中华民族智慧的结晶，凝聚着中华民族强大的生命力与创造力，蕴含着中华民族特有的精神、思维和文化精华，包含着大量的实践观察、知识体系和技术技艺。针灸在长期的医疗实践中，形成了由十四经脉、奇经八脉、十五别络、十二经别、十二经筋、十二皮部以及孙络、浮络等组成的经络理论，和 361 个腧穴以及经外奇穴等腧穴与腧穴主病的知识，并发现人体特定部位之间特定联系的规律，创造了经络学说，并由此产生了一套治疗疾病的方法体系。

（三）康复护理措施

1. 卧床休息　卧硬板床休息是急性发作期常用的方法。硬板床仰卧位休息 3 周左右，可使腰部软组织得到充分的松弛和休息，缓解肌肉痉挛，改善血液循环，同时也可减轻体重对椎间盘的压力。卧床时切忌在床上坐起大便，卧床 3 周后佩戴腰围起床活动，3 个月内不做弯腰持物动作。

2. 腰椎牵引　仰卧位，用两个牵引套分别固定骨盆和胸部（或腰部），进行对抗牵引。牵引重量通常从 30kg 开始，逐渐增加，每次牵引 20～30 分钟，每日 1 次。在牵引过程中若患者出现疼痛加剧、胸闷、呼吸困难等症状，应立即停止。孕妇、高血压和心脏病患者禁用腰椎牵引。

3. 物理疗法　常采用短波、超短波、超声波、电疗、磁疗等方法。物理疗法可促进炎症的消散和吸收，消除神经根水肿，促进组织修复，有止痛的作用。

4. 推拿治疗　推拿治疗有解痉止痛、改善血液循环、消炎消肿、纠正腰椎错位和松解神经根的粘连等作用，但操作前必须深入了解病情，治疗时手法切忌粗暴，以免造成严重后果。常用的方法有抚摩腰部法、推揉舒筋法、提腿闪腰法、单腿倒搬法、双腿倒搬法和旋转躯干复位法等。

5. 针灸治疗　针灸肾盂、委中等主要穴位治疗腰椎间盘突出症，可缓解疼痛，促进神经根水肿和炎症的吸收消散。

6. 药物疗法　药物可以消除炎症、改善症状。常用的药物有非甾体消炎镇痛药，有肌痉挛的患者可以加用肌肉松弛剂，在腰椎间盘突出症急性期有神经根水肿时使用脱水剂。硬膜外腔药物疗法适用于放射性剧痛，持续时间较长，其他方法治疗后疼痛无明显缓解者。

7. 运动疗法　当患者症状初步缓解后，宜尽早开始卧位时的腰背肌和腹肌锻炼，增强腰背肌和腹肌的肌力，以提高脊柱的稳定性，促进痊愈，预防复发。

（1）飞燕式　患者俯卧位，头位于床外，面部向下。头、躯干、两手和上臂用力后伸，两腿交替向后用力过伸，然后两腿同时向后用力过伸，之后再上身与下肢都同时后伸，两膝伸直，使之成为反弓状，最后还原。训练时每一动作重复 6～20 次，次数由少到多，循序渐进。

（2）架桥式　患者仰卧位，两手叉腰，双肘支撑床面，抬起胸部、肩部和臀部，双腿屈膝稍向两侧分开，呈 5 点支撑；然后双手后伸着地，抬起头部、臀部，同时挺胸挺腰，双腿向两侧分开，呈 4 点支撑；最后头着床后伸，双手抱于胸部，抬起胸部、肩部和臀部，双腿向两侧分开，呈 3 点支撑。训练时先用 5 点支撑法，逐渐过渡到 3 点支撑法，每日 3～4 次，每次 6～20 个，循序渐进，逐渐增加次数。

（3）小船式　患者仰卧位，双上肢平伸，上身和头部尽量抬起，下肢并拢，抬高双下肢离开床面，上身和下肢同时抬高，维持体位 4～10 秒，重复 4～10 次。

（黄金凤）

目标检测

答案解析

单项选择题

1. 社区康复护理服务对象是

    A. 病伤者   B. 功能障碍者   C. 慢性病患者   D. 老年人   E. 以上均是

2. 关于偏瘫患者患侧卧位不正确的是

    A. 掌心向上   B. 手指伸展   C. 肘伸直   D. 前臂旋前   E. 膝下垫软枕

3. 下列关于偏瘫患者翻身训练的说法错误的是

    A. 翻身训练的同时需进行桥式运动，加强患侧伸髋屈膝肌的练习

    B. 协助翻身时护理人员主要帮助患者转动骨盆或肩胛

    C. 翻身时患者双手交叉，健侧拇指置于患侧拇指之上

    D. 向健侧翻身时，健腿可插入患腿下方

    E. 尽早期开始

4. 脊髓损伤患者急性期康复护理内容不包括

    A. 保持良肢位   B. 维持关节活动度

    C. 行走训练   D. 定时变换体位

    E. 保持呼吸道通畅

5. 脑血管意外偏瘫患者的典型痉挛模式是指

    A. 上肢屈曲，下肢屈曲   B. 上肢屈曲，下肢伸直

    C. 上肢伸直，下肢伸直   D. 上肢伸直，下肢屈曲

    E. 以上都不是

6. 脑血管意外患者穿脱衣服训练护理要点错误的是

    A. 帮助患者选择大小、松紧适宜的衣物

    B. 穿衣服时应先穿健侧后穿患侧

    C. 脱衣服时先脱健侧后脱患侧

    D. 鞋袜放在患者身边容易取放的地方

    E. 为操作方便，将裤带换成松紧带

7. 患者李某肌力检查显示，肌肉轻微收缩，不能引起关节运动，该患者的 MMT 肌力是

    A. 0 级   B. 1 级   C. 2 级   D. 3 级   E. 4 级

8. 可能致残的颈椎病类型是

    A. 神经根型   B. 脊髓型   C. 椎动脉型   D. 交感型   E. 混合型

9. 椎动脉型颈椎病的典型表现是

    A. 头部转动时发作性眩晕   B. 颈肩臂疼痛麻木

    C. 心慌胸闷   D. 下肢无力，步态不稳

    E. 脚踩棉絮感

10. 腰椎间盘突出症发病率最高的椎间盘为

    A. L_4-L_5，L_5-S_1 B. L_1-L_2，L_2-L_3

    C. S_1-S_2 D. L_2-L_4

    E. S_2-S_3

11. 腰椎间盘突出症患者采取下列哪种姿势休息能缓解疼痛

    A. 俯卧位　　　　B. 仰卧位　　　　C. 坐位　　　　D. 半卧位　　　　E. 下蹲位

12. 腰椎间盘突出症患者的典型症状是

    A. 大腿外侧麻木　　　　　　　　　　　　B. 马尾神经受压症状

    C. 肢体冷感　　　　　　　　　　　　　　D. 腰痛及下肢放射痛

    E. 以上均不是

（黄金凤）

书网融合……

重点回顾　　　　　微课　　　　　习题

第十一章　社区灾害的应急管理与护理

<table>
<tr>
<td rowspan="8">学习目标</td>
<td>知识目标：</td>
</tr>
</table>

学习目标

知识目标：

1. 掌握　社区灾害相关概念；社区常见急性病症与急性意外损伤的护理。

2. 熟悉　社区护士在灾害预防工作中的任务；社区灾害的预防及管理。

3. 了解　社区灾害的原因与分类。

技能目标：

能运用本章所学知识，开展社区灾害的应急管理与护理。

素质目标：

具有良好的沟通能力及为基层医疗卫生服务的意识。

📖 导学情景

情景描述：张某，女，8 岁。2013 年在"4.20"四川雅安地震中，由于房子坍塌，一夜之间失去了父母和 15 岁的哥哥。而她被邻居抱着从安全通道逃生得以获救，被安置在附近的一个灾民安置点进行救护。

情景分析：社区护理人员在安置点正进行必要的灾害管理和护理。

讨论：1. 在灾害现场如何对受灾者进行预检分诊？

2. 在灾害现场如何对受灾者进行现场救护？

学前导语：居民灾后急救知识缺乏，应对其进行相应的指导。

近年来，随着人类活动范围的不断扩大，在全球范围内各种灾难性事件不断发生，往往造成重大的人员伤亡、巨大的经济损失以及严重的环境破坏等严重危害。作为一种自然的或人为的事件，灾害与社区人群的生存息息相关，而减少伤害的关键在于如何正确预防及处理这些事件。因此，加强社区灾害管理，是政府和社会所面临的共同挑战。

第一节　社区灾害概述 🅔微课

一、灾害概述

（一）相关概念

1. 灾害　世界卫生组织认为，任何能引起设施破坏、经济严重损失、人员伤亡、人的健康状况及社会卫生条件恶化的事件，当其破坏力超过了发生地区所能承受的程度而不得不向该地区以外的地区求援时，即可称之为灾害。

2. 社区灾害　是指在社区发生的、所有危及人们生命安全或导致人员伤亡的突发灾难性事件，主要是由各种自然灾害或人为因素造成，往往无法预测。

3. 灾害护理 是指在灾害的整个过程中，为那些无法解决自身健康问题的服务对象提供医疗护理服务。一般分为准备阶段、应对阶段、恢复阶段的护理；三个阶段可以循环发生。对灾害不同阶段进行针对性的管理，能够减少受灾人群的受害程度，并有助于灾害后的重建工作。

（二）分类

1. 最常见的分类是按灾害发生原因分类，包括自然灾害与人为灾害。
2. 按照灾害发生速度分为非常紧急型、紧急发生型和长期型。
3. 按灾害发生地区的特点分为地方型和城市型；或分为陆上灾害、水上灾害和空难。
4. 按灾害反应规模分为一级灾害、二级灾害和三级灾害。
5. 按灾害持续时间长短分为突发性灾害、缓变性灾害和偶然性灾害。

👁 **看一看**

红十字会与红新月会国际联合会将每年9月的第二个周六定为"世界急救日"，希望通过这个纪念日，呼吁世界各国重视急救知识的普及，让更多的人士掌握急救技能技巧，在事发现场挽救生命和降低伤害程度。

二、灾害医学及护理人员应具备能力

（一）灾害医学

灾害医学（disaster medicine）是研究在各种自然灾害和人文事故所造成的灾害性操作条件下实施的紧急疾病防治和卫生保健的一门学科。

由于人类活动的空间和范围不断扩大，全球范围内各种自然灾害不断发生，同时民族纠纷与地区冲突日益频发，空难、恐怖主义等人为灾害时有发生，威胁着人类的生命和安全。人类虽不能完全预防和杜绝灾害的发生，但可以通过努力将其造成的危害减少到最低程度。

（二）医疗救援中社区护士应具备的能力

社区护士个人素质及相关知识、技能的高低，自身所具备的灾害应对能力对控制灾害蔓延及有效救援至关重要。

1. 制定相互协调的护理计划的能力 在灾害现场，受灾人员的健康、生活与灾害环境中的水、饮食、住处等的清洁卫生关系密切，与通讯、运输等因素也息息相关。在制订计划时应注意与各个部门的沟通与合作。

2. 娴熟的灾害现场救护知识与技能 在灾害救护现场，护士应反应敏捷、判断准确、处置安全迅速。如预检分诊、心肺复苏、气管插管、骨折的临时固定、包扎、止血等。

3. 灾害救护的基本能力 为了做好受灾居民与救援人员的心理辅助工作，社区护士应具备高度的责任心，拥有强健的身体素质、良好的心理素质与社会活动能力。

4. 先进的管理能力 了解社区居民灾害自救互救的能力，确定该社区存在的危险因素，提供居民救灾知识与技能的教育与培训。

5. 灾害后疾病的预防与控制工作的能力 如能够参加传染病的预防控制工作、公共卫生管理工作等。

6. 熟练应用、维护救护器材的能力 如能正确使用监护仪器、掌握操作技术。

✎ 练一练11-1

下列内容中与灾害受害程度无关的条件是

A. 受灾经验   B. 危险因素的大小

C. 社区脆弱群体的多少   D. 社区脆弱的程度

E. 灾害发生速度

第二节　社区灾害的管理

PPT

一、社区灾害的风险管理

社区紧急救护是在发生事件的现场和护送途中进行的，不可能按照医院的各种抢救常规来要求。尽管社区急救是暂时的、应急的，对一些特殊的重症患者来说，如果没有在院前急救过程中的分秒必争，即使医院内的设备再好、医疗水平再高，也难显现起死回生的功效。因此，社区急救是整个医疗体系中的最前沿阵地，意义重大。

从理论上说，凡是可能出现于大型综合医院急诊科室的各种急症都可能出现于社区。应该说，社区医务人员比医院急诊科室医师更加接近现场，更早地接触伤病员。

二、社区灾害的应急管理

由于社区急救工作内容涉及广泛，社区急救对象可来自内、外、妇、儿、眼、耳鼻咽喉各科患者，所以社区护士应掌握各科一般急救知识。因社区护士往往是最早接触患者，故要求他们以最快的速度，用最有效的护理措施，准确无误的护理，迅速控制病情发展，稳定病情，为抢救打下良好的基础。

1. 上报灾害事件　社区护士获知灾害发生的信息后，应立即上报灾情并启动救灾预案。

2. 预检分诊与现场救助　社区护士在灾区应帮助居民尽快脱离危险区域，争分夺秒，就地取材，迅速对伤病员进行分类，尽快将其就近护送到急救中心，做到先救命，后治伤。

3. 转诊　通过及时有效的急救措施和技术，在现场以抢救生命为主，最大限度减少伤者或患者的痛苦，减少病死率，降低致残率，为入院抢救打好基础。需要遵守以下原则。

（1）先复后固的原则　遇到心脏停搏又伴有骨折者时，先进行心肺复苏术，心跳、呼吸恢复后，再进行骨折固定。

（2）先重后轻的原则　先抢救危重患者，再处理较轻患者。

（3）先止后包的原则　遇到有伤口同时大出血者，先用止血带或药物止血，再消毒包扎伤口。

（4）先救后送的原则　如发现溺水患者的呼吸、心跳停止，应立即就地实施心肺复苏术，为医院的后续治疗创造条件；如遇中毒者应先脱离危险环境再行救治；经过紧急对症处理后迅速送往医院。在现场以抢救生命为主。

（5）急救与呼救并重的原则　由于抢救现场人力、设备有限，抢救的同时，应该呼叫120或尽快向急救中心寻求帮助。

（6）顾全大局、团结协作的原则　医护人员要互相配合，服从抢救的总体安排。

三、社区突发公共卫生事件预警处置机制

（一）突发公共卫生事件的预防

对于基层医疗卫生机构的社区护士，预防突发公共卫生事件应从日常做起，主要包括以下几项。

1. 掌握突发事件应激处理的流程　通过日常学习和演练熟练掌握突发公共卫生事件应对措施和流程，在事件来临时能够快速反应和正确应对。

2. 组织并参与日常演练　组织社区居民针对常见的突发公共卫生事件进行日常演练，社区护士应主持或参与建立应急小组、准备物资、现场救护、卫生处置、疫情防范等，提高社区突发事件的应对意识、管理水平及急救技能。

3. 评估社区存在的隐患和救援环境　社区护士应熟悉社区周边的环境，与相关部门合作，深入社区，了解社区在交通、卫生、饮食饮水、安全等方面存在的隐患，并及时采取措施，控制这些危险因素，预防各种突发事件的发生；熟悉可利用的救援设备设施和救援路径，在事件发生时能及时联系和利用，降低民众的生命和财产损失。

4. 健康教育和家庭访视　通过健康教育和家庭访视对居民进行《突发公共卫生事件应急条例》等相关法规知识的宣传教育，强化居民自救、互助、避险、逃生等个人防护技能的培训，提高居民自我防护意识和救护技能。

（二）突发公共卫生事件的应急处理

作为医疗卫生机构的一线工作人员。社区护士应根据《突发公共卫生事件应急条例》规定，主持或参与如下应急处理措施。

1. 现场救援及病患转运　为突发事件致病的人员提供医疗救护和现场救援，对就诊患者必须接诊治疗，并书写详细、完整的病历记录；对需要转送的患者，应当按照规定将患者及其病历记录的复印件转送至接诊的或者指定的医疗机构。

2. 卫生防护　医疗卫生机构内应当采取卫生防护措施，防止交叉感染和污染。

3. 管理与传染病患者密切接触者　应当对传染病患者密切接触者采取医学观察措施，并促使其予以配合。

4. 依法报告突发事件　医疗机构收治传染病患者、疑似传染病患者，应当依法报告所在地的疾病预防控制机构。

（三）突发公共卫生事件报告制度

事件发生后，各级各类医疗卫生机构、监测机构和卫生行政部门以及有关单位为责任报告单位。执行职务的医护人员、检疫人员、疾病预防控制人员、乡村医生、个体开业医生均为责任报告人。同时医疗卫生机构应执行首诊负责制。

1. 报告时限　各级医疗卫生机构（含卫生院个体诊所）初次报告必须在核实确认发生突发公共卫生事件后24小时内上报，阶段报告可按日报告，总结报告在事件处理结束后10个工作日内上报。遇到下列情形之一的，应在2小时内向上一级卫生机构及卫生局上报：①发生或者可能发生传染病暴发、流行的；②发生或者发现不明原因的群体性疾病的；③发生传染病菌种、毒种丢失的；④发生或者可能发生重大食物和职业中毒事件。

2. 报告内容　包括事件名称，初步判定的时间类别和性质、发生时间、发生地点、发病人数、死亡人数、主要临床症状、可能的原因、已采取的措施、报告人员及通讯方式等，填写《突发公共卫生事件相关信息报告卡》。

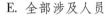

练一练11-2

突发公共卫生事件报告内容不包括

A. 事件名称　　　　　　　　　B. 初步判定的时间类别和性质

C. 发生时间和发生地点　　　　D. 发病人数及死亡人数

E. 全部涉及人员

答案解析

PPT

第三节　社区灾害的救护

一、社区灾害的预检分诊

预检分诊是指根据伤员身体状况的紧急与严重程度，迅速对伤员进行分类，同时确定处理多位伤员时的优先顺序，其目的是以有限的人力资源在最短的时限内尽可能多的救护伤员。承担预检分诊工作的救护人员需佩戴适当的预检分诊标志。

1. 预检分诊中的标志颜色　对伤员进行预检分诊后，需标志不同颜色以区别伤情的程度。

（1）红色　非常紧急，第一优先处置。患者通常伤情危重并威胁生命，且经过治疗存活机会很大，应在1小时内立即送往医院救护。

（2）黄色　紧急，第二优先处置。患者生命体征稳定，一般有明显损伤，但伤情允许短暂延后治疗，应在被发现后4~6小时内进行治疗。

（3）蓝（绿）色　不紧急，第三优先处置。患者的伤情比较轻，不需要转运或紧急救护。

（4）黑色　死亡，或无治疗希望者。常见于心跳呼吸停止、躯干分离、高处坠落致严重创伤等。

2. 预检分诊常用的方法

（1）START急救处置　即采用简单（simple）的分类（triage）和（and）迅速（rapid）的救护（treatment）方法，适用于现场相对较小、短时间内有大量伤病员的救护。主要根据患者的通气、循环及意识状况对伤情进行及时的预检分诊和救护。START分类流程见图11-1。

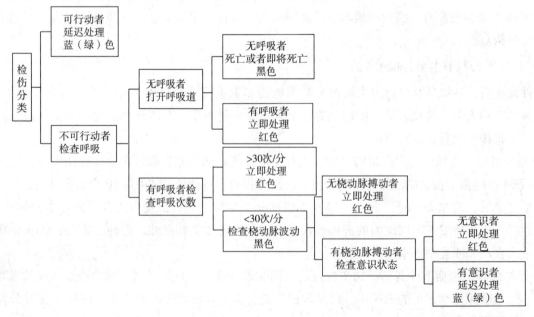

图11-1　START分类流程

（2）RPM 初步预检分诊　R（respiration）：呼吸，P（perfusion）：灌注量，M（mind）：精神状态。①R（呼吸）：伤员无呼吸时，给予呼吸道畅通。若仍然无呼吸为黑色。若呼吸恢复为红色；当呼吸存在但超过 30 次/分时为红色。呼吸低于 30 次/分时继续检查灌注情况。②P（灌注量）：桡动脉搏动消失或毛细血管充盈时间超过 2 秒是红色；桡动脉搏动存在或毛细血管充盈时间小于 2 秒检查精神状态。③M（精神状态）：不能听从简单的指令（无意识）为红色；能听从简单的指令为黄色或绿色。

二、社区灾害的现场救护

现场救护原则是救命、稳定病情及迅速转运。要求在 1 分钟内完成对伤病员的伤情检查与评估，并给予紧急的救护，优先处理危重症患者等。在初步评估伤情与实施救护后，对危重症者进行系统的检查，防止漏诊、误诊，并避免在搬运患者途中加重创伤。

救护场所应选择能容纳伤病员且较宽敞和安全区域，并将之分为非常紧急的、紧急的、不紧急的三个区域，对救护区域设立出入口以避免混乱。对经过现场救护后的伤病员，及时做好标志并移交给负责转运伤病员的有关人员。

灾害所致伤病种类繁多、伤情复杂，对到达现场的各类技术力量要进行统筹安排，根据实际需要进行调整。救护技术主要包括心肺脑复苏（CPCR）、保证气道通畅、提供有效呼吸、维持循环功能、控制外出血、保护受伤的颈椎、骨折固定等。

👁 **看一看**

常见的救护措施多按 VIGCF 救护程序进行程序化处理，以提高救护率，降低伤病员的死亡率和伤残率。

1. V（ventilation）：保证呼吸道通畅；

2. I（infusion）：维持有效循环；

3. G（guardianship）：观察伤情变化；

4. C（control bleeding）：控制活动性出血；

5. F（follow）：密切配合医师进行诊断性操作。

 练一练11-3

在受灾现场实施预检分诊时，需要使用红色分类的情况是

A. 面部烧伤者　　　　　　　B. 张力性气胸

C. 腿部骨折行走困难者　　　D. 上肢皮肤撕裂伤

E. 前臂骨折

答案解析

第四节　社区灾害的管理与护理

PPT

一、社区灾害后常见心理问题

当受灾者脱离困境后，可帮助其缩短身心恢复的时间。受灾者常见的情绪反应和身体症状包括：由于在灾害中受到的伤害是非常巨大的，许多受灾者在灾害发生后要经过很长时间的恢复期，在此期间，出现不同程度的心理反应是十分常见的。要了解这些反应，才能更好地帮助受灾者脱离困境，缩

短身心恢复的时间。受灾者常见的心理问题包括以下几种。

1. 害怕恐惧 具体表现为对灾难的恐惧，对亲人的健康状况非常担忧，害怕孤单，经常因恐惧情绪而崩溃或无法控制自己的行为。

2. 感到无助 具体表现为感觉人很脆弱，不堪一击，放大自己在灾难面前的无能为力感，对未来没有期许或感到前途渺茫没有方向。

3. 过度悲伤 具体表现为为自己亲人或身边其他人的逝去感到长时间难过、悲伤，难以纾解。

4. 负罪恶感 具体表现为恨自己没有能力挽救家人生命，希望自己可以代替家人罹难，对他人去世而自己活下来的事实满负罪恶感。

5. 愤怒压抑 具体表现为抱怨命运，将事情的发生归咎于上天的不公平，抱怨救援缓慢以致伤害加深，感觉他人对自己根本不理解。

6. 重复回忆 具体表现为对受灾场景重复回忆，不断想起受灾情景，对逝去亲人不断怀念，无法转移注意力。

7. 信心不在 具体表现为对未来生活没有信心，对重新恢复生活没有兴趣，情绪持续低落。

二、社区灾害后恢复期的健康管理

（一）为受灾者提供长期护理

在重建期，护士仍要继续关注受灾人群存在的健康问题，为灾后危重患者提供长期护理，参与住院伤病员的救护护理。尤其对有健康问题，如交通不便或生活不能自理的受灾者提供医疗护理上门服务、家庭访视与疾病管理等。

（二）公共卫生管理

在重建社区内及时建立防御机动队和救助有效的防疫体系。社区护士需要协助从事卫生防疫工作人员，早期识别与监控潜在的传染性和感染性疾病暴发事件，重点对历经暴雨、洪水的地区，尤其是对灾区食品、饮用水、下水道、卫生间和垃圾场等害虫容易繁殖的地方随时进行消毒，为生活在灾区区域的居民提供安全饮用水。

（三）传染性疾病管理

社区护士督促本社区灾民注意饮食与居住卫生，尤其强调饭前便后洗手，一旦发现灾民出现高热或腹泻等可疑传染性疾病的，应立即报告相关部门，并及时对灾民居住的场所、地面、周围环境、卫生设施采取集中杀菌、杀虫等措施。

（四）预防接种

主要对居住在集体场所的灾民和卫生环境被污染地区的居民以及有感染可能性的居民进行相对应的疫苗接种，如追加接种麻疹疫苗、流感疫苗、乙脑疫苗、甲肝疫苗等，减少次生灾害的发生。

（五）促进沟通协调

在整个救灾过程中，结合实际做好与各方面的沟通协调，使救灾工作达到事半功倍的效果。首先是领导、协调当地以及来自其他地方的救灾人群。其次，有效使用应急通讯设备，向有关部门报告灾情，并记录关于救灾之中、之后所进行的评估、干预、护理照顾和结果等，以利于灾害后有关政策的制定。另外，由于灾区医疗资源缺乏，需要当地志愿者和各国救援人员之间的相互支持与广泛合作，社区护士保持与其救灾部门或人员之间的沟通，在沟通过程中要尊重对方文化、风俗、宗教信仰。

（六）心理支持

为当地灾民包括政府官员及救灾人员提供社会心理及精神卫生支持，尤其应对弱势群体加强关注。

包括对受灾者个体的心理支持、对群体的心理支持两个方面（图11-2）。

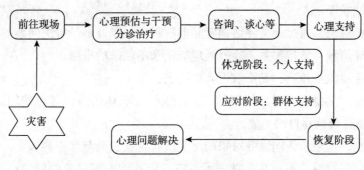

图 11 - 2 心理支持过程

1. 对个体的心理支持 主要包括5个阶段的心理支持。

第一阶段：镇静，是指让服务对象迅速离开受灾现场。

第二阶段：认识危机，是指让服务对象自述受灾经历的场景。

第三阶段：理解危机，是指为受灾者解释在灾害发生时经历的哪种情况是正常的。

第四阶段：鼓励适应，是指救护人员指导受灾者做深呼吸等缓释紧张情绪的方法。

第五阶段：恢复或转诊，是指受灾者持续出现异常反应，救护人员应促使其进一步接受专家的诊治。

2. 对群体的心理支持

（1）弱势群体 老人、小儿等弱势人群很难适应灾害后状况，需要得到护理人员的特殊照顾，护士应为该类人群及其家庭提供日常生活及健康所需的各种支持。特别是对独居老人提供家政服务和健康管理。儿童对发生灾害的现实接受能力差，更容易受到心理伤害，所以在家或学校可表现为行为异常。可通过接触、谈话、画画等方式，使他们表达感情，将有助于恢复。在对其心理保护方面，需要注意以下几个方面。

①促进表达：鼓励并倾听儿童说话，允许他们哭泣，尽量不唠叨孩子，告诉孩子担心甚至害怕都是正常的，条件允许的情况下鼓励孩子玩游戏，不要强求儿童表现得勇敢或镇静。

②多做解释：不要批评那些出现幼稚行为的孩子，这些暂时出现的"长大又变小了的行为"是儿童对突发灾难常见的心理反应。对孩子不理解、不明白的事情要用他们能够理解的方式解释。同时要给予希望，向儿童承诺，灾害会过去，政府会安排大人来帮助我们，帮我们重建家园。

③及时发现：灾情重大的，受影响的孩子多，要及时发现问题，积极请求精神科医师的帮助，必要时进行救护，避免问题延续。

④积极应对：成年人应尽量不要在儿童面前表现出自己的过度恐惧、焦虑等情绪和行为，及时处理自己的压力和调整情绪。成年人稳定的情绪、坚强的信心、积极的生活态度会使儿童产生安全感。

⑤关注儿童：如果儿童因为受灾引起的心理问题持续存在，应该及时到医院精神科或心理门诊就诊。

（2）救护人员 从灾害发生后1~2周内实施。由具有相似灾害经历的10名左右的救护人员组成一个小组，按下列顺序组织讨论，提供一个可相互推心置腹地谈论有关灾害方面经验或情绪的场所。进行交流、解除压力、调节情绪，达到恢复的目的。

①确认事实：鼓励说出发生了什么事。

②表达情感：鼓励说出自身的感情变化。

③总结经验：从教训中诱导经验。

④规划未来：构想新的、美好的未来。

3. 心理支持中的注意事项

（1）真诚对待服务对象，通过相关评估确定其理解程度，以及自己解决问题的能力。

（2）与受灾者形成信赖与支持关系，冷静处理能做和不能做的事情。

（3）既要倾听服务对象讲什么，又要重视其想要表达什么。

（4）注重沟通技巧，注意服务对象的眼神、面部表情等肢体语言，避免使用猜测语气的提问，采用开放式提问，使其能充分阐释自己的痛苦。

（5）掌握沟通重点，理解、认同服务对象的感受，肯定其长处与优点。

（6）不增强对方的强迫感，不对其沉默表示不安，更不能表现过分的同情心、诱导对方负面看待现状。

护爱生命

2021年7月20日开始，罕见的特大暴雨使得郑州市全城受困。在这样的暴雨中，无数医务人员展现出危急时刻令人动容的责任担当。7月20日，一位脑卒中患者瘫倒在地，郑州市中心医院急诊科急救人员无视暴雨，趟过积水，为救助患者的生命与时间赛跑。汛情已经十分危急，急救人员用自己的身体丈量着水深。历时整整4个小时，安全将患者转运回医院。在这场"千年一遇"的天灾中，每个人都显得那样渺小。但尽管如此，医护人员却仍然在工作岗位上坚守着自己的职责，这就是中国的医护人员，平凡而又伟大。

练一练11-4

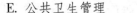

灾害时不属于首选的领域是

A. 心理上的支持　　　　　B. 帮助居民脱离危险区域

C. 实施防疫及预防接种　　D. 修复医院通信设施

E. 公共卫生管理

答案解析

想一想

如何做好受灾者的个体心理支持？

答案解析

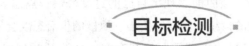

目标检测

答案解析

单项选择题

1. 在灾害现场，有一伤员呼吸频率大于30次/分，脉搏摸不清，意识存在，应给予标志

　　A. 红色　　　　　B. 黄色　　　　　C. 绿色　　　　　D. 黑色　　　　　E. 蓝色

2. 在灾害现场，黄色标志是应在（　　）内接受治疗的伤员

　　A. 1小时内　　B. 2～3小时　　C. 4～6小时　　D. 6～8小时　　E. 12小时内

3. 有一配有红色标志的伤员，转运时不正确的是

    A. 颈部固定后立即放置在担架上抬至救护车上

    B. 转运身体带有刺入物的伤员时，应避免挤压、碰撞

    C. 腹部内脏脱出的伤员转运时取仰卧位，双腿屈曲

    D. 救护车不在时，应立即现场拦车运送危重伤员至医院

    E. 保持合理体位，搬运时一般应取平卧位

4. 构成社区的第一要素是灾害重建期的健康管理内容不正确的是

    A. 心理上的支持　　　　　　　　　　B. 监督是否发生继发性传染性疾病

    C. 给遇难者提供免费治疗服务　　　　D. 掌握危险因素，绘制危险图

    E. 促进沟通协调

5. 现场救护中，如怀疑伤病员有传染病，应首先进行

    A. 消毒　　　　　　　　　　　　　　B. 隔离

    C. 固定伤情识别卡　　　　　　　　　D. 预检分诊

    E. 转运

（王　玮）

书网融合……

 重点回顾　　 微课　　 习题

参考文献

［1］李春玉，姜丽萍．社区护理学［M］.4版．北京：人民卫生出版社，2020.

［2］徐国辉．社区护理学［M］.4版．北京：人民卫生出版社，2019.

［3］常菊群，宋双，李玉洁．社区护理学［M］．上海：同济大学出版社，2019.

［4］李志华．流行病学［M］．北京：科学出版社，2016.

［6］杜雪萍，王永利．实用社区护理［M］．北京：人民卫生出版社，2018.

［7］郑翠红，谢万兰．社区护理学［M］．北京：中国医药科技出版社，2018.

［8］姜新峰，王秀清．社区护理［M］．北京：人民卫生出版社，2020.

［9］李玉红．社区护理学［M］．北京：中国医药科技出版社，2016.